DVDで学ぶ
神経内科の摂食嚥下障害

野﨑園子・市原典子 編著

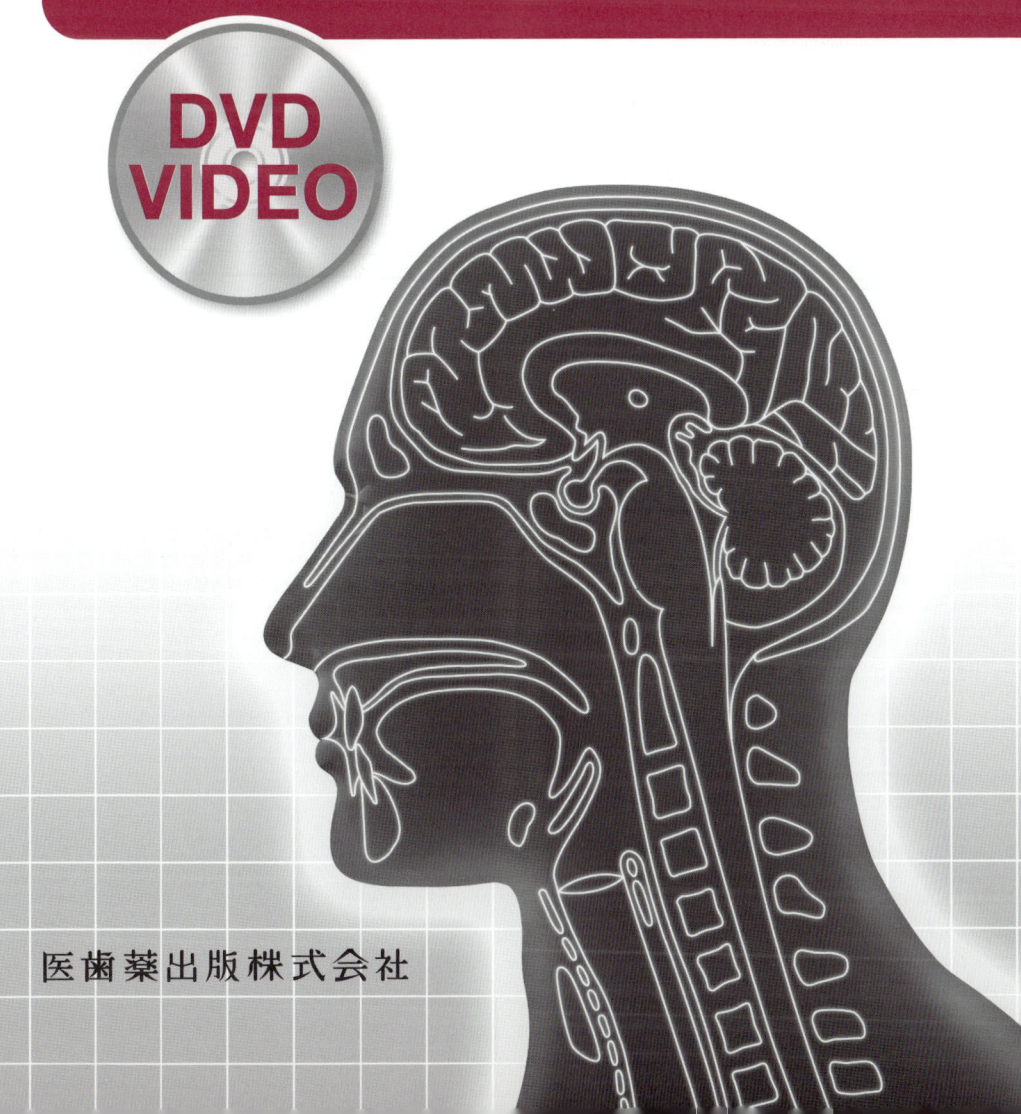

DVD VIDEO

医歯薬出版株式会社

●執筆者一覧 (執筆順)

【編　者】

野﨑　園子	のざきそのこ	兵庫医療大学リハビリテーション学部（医師）
市原　典子	いちはらのりこ	国立病院機構高松医療センター神経内科（医師）

【執筆者】

野﨑　園子	のざきそのこ	兵庫医療大学リハビリテーション学部（医師）
市原　典子	いちはらのりこ	国立病院機構高松医療センター神経内科（医師）
磯野　千春	いそのちはる	近畿大学医学部堺病院神経内科（言語聴覚士）
平野　牧人	ひらのまきと	近畿大学医学部堺病院神経内科・近畿大学医学部神経内科（医師）
中村　雄作	なかむらゆうさく	近畿大学医学部堺病院神経内科（医師）
藤本　保志	ふじもとやすし	名古屋大学医学部附属病院耳鼻咽喉科（医師）
巨島　文子	おおしまふみこ	京都第一赤十字病院リハビリテーション科（医師）
山脇　正永	やまわきまさなが	京都府立医科大学大学院医学研究科総合医療・医学教育学（医師）
舘村　卓	たちむらたかし	一般社団法人　TOUCH（歯科医師）
三好　まみ	みよしまみ	国立病院機構高松医療センターリハビリテーション科（言語聴覚士）

【動画・画像提供者】

第 1 章	渡邉　学	わたなべまなぶ	大阪府立急性期総合医療センターリハビリテーション科
第 2 章	杉下　周平	すぎしたしゅうへい	高砂市民病院
第 4 章	小野　幸彦	おのゆきひこ	近畿大学医学部堺病院放射線科
第 5 章	祖父江　元	そぶえげん	名古屋大学大学院医学系研究科神経内科学
第 9 章	梅本　丈二	うめもとじょうじ	福岡大学医学部歯科口腔外科学講座
第 14 章 (DVD14-1)	馬場　均	ばんばひとし	ばんば耳鼻咽喉科医院

This book was originally published in Japanese
under the title of :

Douga De Manabu Shinkeinaika No Sessyokuengesyougai
(DVD learning — Dysphagia in Neurological disorders)

Editors :

Nozaki, Sonoko
　Professor, School of Rehabilitation, Hyogo University of health Sciences

Ichihara, Noriko
　Consultant of Neurology, National Hospital Organization Takamatsu Medical Center

Ⓒ 2014 1st ed.

ISHIYAKU PUBLISHERS, INC.
　7-10, Honkomagome 1 chome, Bunkyo-ku,
　Tokyo 113-8612, Japan

序文

　日本人の死因において，肺炎は脳卒中を抜いて2011年に第3位になった．特に高齢者の肺炎の8～9割は誤嚥性肺炎であり，摂食嚥下障害は予後決定因子である．

　摂食嚥下医療における対象疾患の多くは，神経内科疾患である．神経内科疾患における摂食嚥下障害の合併は，急性期脳卒中において30～60％，発症後1か月後では10～20％に残存，筋萎縮性側索硬化症でほぼ100％，パーキンソン病では少なくとも半数以上にみられる．その他の多くの変性疾患や免疫性疾患においても合併する．また，難病医療相談においては，食べることや栄養の相談が少なくない．このように，摂食嚥下障害は予後に関連し，QOLにも大きく影響する．

　神経内科疾患の摂食嚥下障害は，疾患概念や摂食嚥下障害の理解が難しいという印象を医療者側にもたれがちであり，それぞれの医療現場では経験に基づいての対応に苦慮しているのが現状である．その理由のひとつは，医師やメディカルスタッフのための神経内科疾患の摂食嚥下障害のテキストが少ないことである．嚥下造影などの検査を実際に見る機会はさらに少ない．つまり知識の共有がなされていない現状があるのではないだろうか．

　本書は，摂食嚥下医療に熱心に取り組んでいる神経内科医を中心に，主に嚥下造影など「動画で学ぶ」ことを目的に企画された．実際の症例動画を多く提示し，手術療法や装具などについても章を設けた．動画のほとんどが嚥下造影である．実際の医療現場では，嚥下内視鏡も多く併用されているが，運動障害を主症状とする神経内科疾患においては，嚥下造影が理解しやすいと考えたからである．共著者のみならず多方面の先生方にもお願いして貴重な動画をご提供いただいた．心から感謝を申し上げたい．また，できるだけ典型的な動画提示を心がけた結果，アナログ時代のやや荒い画像も含まれているが，ご理解いただけると幸いである．

　本書は当初，若手医師・神経内科医・リハビリテーション医・在宅医などの医師を読者対象として，編集を始めた．しかし，臨床でのメディカルスタッフの関心度も高いことから，チーム医療として摂食嚥下医療にかかわるスタッフの方にも利用していただけるよう工夫した．本書はあくまでも動画が主体で，本文は知識の整理のための補助的な役割を果たすよう簡略化したが，内容は，疾患概念と摂食嚥下障害の特徴を整理してある．

　神経内科疾患の摂食嚥下障害の経過には，急速進行型・慢性進行型・症状変動型などがある．それぞれの疾患の病態と経過を熟知して，的確な医療的ケアプランを立てる．それによって，摂食嚥下障害の合併症である誤嚥，窒息，肺炎，栄養障害を予防し，または，重症化を未然に防ぎ，患者のQOL維持に寄与する．たとえ，進行性疾患であっても，廃用予防と残存機能の活用が，リハビリテーションとして十分な効果をもたらすことを忘れてはならない．

　摂食嚥下医療はトータルケアである．患者の疾患病態と療養環境を把握し，「安全に食べること」と「食を楽しむこと」の両面から，チーム医療としてケアプランを構築することが重要である．

2014年8月

兵庫医療大学　野﨑園子

推薦の辞

　巷間，食は歓びと言い，また，医はこころと言う．医学の最高の技術を medical art と呼ぶ．われわれが日常行う医療は，サイエンス，つまり科学する部分と技術から成り立っている．そしてそれらの根底にはこころがなければならない．摂食嚥下という行為は，人が自ら望んで，ある意味本能的に行っているものであるが，従って根本は生きる，即ち生命の継続を目指すところに本質がある．しかし，食べるという行為は原始的な悦びを秘め，さらに場面が変われば文化，即ち食文化と称される側面までを包含する．

　お手元に届きました冊子は，急速に進歩しつづける医学と医療と技術に基づいた嚥下という機能を中心に置きながら，最終的には食事という文化的であるべき行為をいかにサポートすべきかの解説書でもある．本書では神経・筋疾患に多くの紙面が割かれていて，一般の人には一見してとっつきにくい印象を与えるかもしれない．しかし，恐れず，じっくり中身に目を通していただければ分かるように，そうした神経難病が実に簡潔に分かりやすく解説されている．さらにそれぞれの疾患が示す嚥下障害の特徴の解説を通して，咀嚼嚥下の一連の流れと個別の問題を DVD という動画を通して具体的に理解できる仕組みとなっている．

　即ち，本書は広く専門家の方々から一般の読者まで誰もが，咀嚼嚥下という行為の背景機序から機能障害まで，その種類，そして対策までをそれぞれの疾患ごとに理解できるよう意図された，真に過去類例をみないユニークな企画となっている．これを可能にしているのは長年の蓄積である．即ち本書の著者はいずれも長い間，神経難病の専門家であり，かつ嚥下障害という場面に真正面から立ち向かってこられたエキスパートである．こうした長年の蓄積があってこそ初めてなせる業の結実が本書である．

　医療がアートであるという真意は何か，それを知るには医療の根本は何かと尋ねる必要がある．即ち医療の根本は慈悲である．慈悲とは愛と共感のことである．一方アート（技）の本態は芸であり，芸とはこころの表現である．医療がアートである理由は両者がこころを共有するからである．すると心とは何かという問題に突き当たる．心の核心は脳にあるが，それも原型は辺縁系にある生存と喜びの脳の働きである．即ち摂食嚥下という行為は正に生存と喜びの中心に根ざした機能であるのであるから，本書が目指すところは，脳の働きの出口である末梢の咀嚼嚥下機能を観察しながら，実はその奥にある核心部分，即ち脳機能，さらにはこころそのものを理解する所に存在する．

　かくして，食は歓びというのは，古来医食同源と称されてきたように，医療の目標がここに集約されているということを意味する．本書を手にされた読者の方々は，摂食嚥下というあたり前に思ってきた行為に実は身体やこころが示す見事な芸術性が秘められていることに気づかれたと思う．人体の不思議さに改めて感嘆の声をあげたくなるに違いない．最後に，改めて著者の方々に万感の想いを込めて「心から」の敬意を表すものである．

2014 年 8 月

鎌ヶ谷総合病院千葉神経難病医療センター（KC-MIND）・センター長
日本神経筋摂食嚥下栄養研究会（JSDNNM）代表世話人
湯浅龍彦

推薦の辞

　筋ジストロフィーや神経難病など慢性期の病気が中心だった国立病院機構南九州病院から，がん治療など高度急性期医療の病院に移って一年余りが経つ．先日のこと，開業医の先生から，80歳のパーキンソン病の男性の診断と治療方針について相談を求められた．早速外来に予約していたところ，夜半に救急車で搬入されたという．誤嚥性肺炎で高熱を発し，意識も朦朧とした状態だったようである．

　このようなケースは日常診療のなかでよく経験することで，特に高齢者の神経疾患では誤嚥に伴う肺炎はよく遭遇する出来事である．ところが多くの神経内科医（実は私もその一人であるのだが）は「摂食嚥下障害」についての関心は薄く，言語療法士などにお任せすることが多い．

　本書は「摂食嚥下障害」について，神経内科医のかかわりの重要性を痛感してきた編者の野﨑園子先生を中心に書かれた共著である．筆者らは長年のこの領域での経験から，医師こそが摂食嚥下機能に関心をもち，学んでもらうことが高齢者の嚥下性肺炎を減らせる近道だと確信する．逆な言い方が許されるならば，多くの医師のこの領域での関心の薄さが肺炎を発症させ，患者のQOLを著しく低下させ，コメディカルスタッフを悩ませているのだと看破している．

　本書では摂食嚥下障害をきたしやすい神経内科疾患（脳血管障害を含む）から外科手術まで網羅し，疾患の概要から実際の症例を提示している．そして嚥下造影の動画まで示して，極めてわかりやすい解説を試みている．嚥下造影をよく理解し実践していくことが，重症化を未然に防ぎ患者のQOLの向上に役立つと強調している．

　筆者が序文の最後に書かれている「摂食嚥下医療はトータルケアである．患者の疾患病態と療養環境を把握し，『安全に食べること』と『食を楽しむこと』の両面から，チーム医療としてケアプランを構築することが重要である」という結論は，まさに嚆矢を得たものだと同感できる．

　摂食嚥下障害をきたす疾患の多くは，いわゆる難病の範疇に属する．1972年の難病対策要綱から始まった日本の難病対策は，42年を経て今年「難病の患者に対する医療等に関する法律」として法制化され，2015年から新しい法制度のもとでの難病対策が始まる．

　難病法案の作成にかかわった一人として，このような時代に本書が刊行されることは素晴らしい偶然だと喜んでいる．本書が若手医師・神経内科医・リハビリテーション医・在宅医のみならず，チーム医療を担う多くの医療スタッフに，実践の場で利用されることを願ってやまない．

2014年8月

公益社団法人鹿児島共済会南風病院院長
鹿児島県難病・相談支援センター所長
福永秀敏

CONTENTS

DVDで学ぶ神経内科の摂食嚥下障害

序文 ● iii
推薦の辞 ● iv

1. 摂食嚥下障害の基礎知識 ………………………………………………………… 1
摂食嚥下障害の概要 DVD1-1〜1-4 ● 1
摂食嚥下障害への基本的対応 DVD1-5, 1-6 ● 5

2. パーキンソン病（PD） ……………………………………………………………… 8
パーキンソン病の概要 ● 8
パーキンソン病の摂食嚥下障害 DVD2-1〜2-3 ● 10
パーキンソン病における嚥下造影所見 ● 14
摂食嚥下障害対策 DVD2-4, 2-5 ● 14

3. 進行性核上性麻痺（PSP） ………………………………………………………… 19
進行性核上性麻痺の概要 ● 19
進行性核上性麻痺の摂食嚥下障害 ● 19
進行性核上性麻痺における嚥下造影所見 DVD3-1, 3-2 ● 20
進行性核上性麻痺における嚥下障害の責任病巣 ● 24
摂食嚥下障害対策 DVD3-3〜3-6 ● 24

4. 脊髄小脳変性症（SCD） …………………………………………………………… 28
脊髄小脳変性症の概要 ● 28
脊髄小脳変性症の摂食嚥下障害 ● 29
脊髄小脳変性症における嚥下造影所見 DVD4-1〜4-5 ● 31
摂食嚥下障害対策 ● 34

5. 筋萎縮性側索硬化症（ALS） ……………………………………………………… 37
筋萎縮性側索硬化症の概要 ● 37
筋萎縮性側索硬化症の摂食嚥下障害（嚥下・栄養管理のポイント） DVD5-1〜5-6 ● 37

6. 球脊髄性筋萎縮症（SBMA） ……………………………………………………… 48
球脊髄性筋萎縮症の概要 ● 48
球脊髄性筋萎縮症の摂食嚥下障害 DVD6-1, 6-2 ● 48

7. 筋ジストロフィー（PMD） ………………………………………………………… 50
筋ジストロフィーの概要 ● 50
Duchenne 型筋ジストロフィー（DMD）の摂食嚥下障害 DVD7-1 ● 50
福山型先天性筋ジストロフィー（FCMD）の摂食嚥下障害 DVD7-2, 7-3 ● 53
筋強直性ジストロフィー（MD）の摂食嚥下障害 DVD7-4, 7-5 ● 55

8. 皮膚筋炎・多発筋炎・封入体筋炎 ………………………………………………… 57
皮膚筋炎・多発筋炎・封入体筋炎の概要 ● 57
嚥下障害の病態 ● 58
嚥下障害の治療 DVD8-1〜8-3 ● 59

9. 多発性硬化症（MS） ··· 62
多発性硬化症の概要 ● 62
嚥下障害の特徴 [DVD9-1, 9-2] ● 64

10. 重症筋無力症（MG） ··· 67
重症筋無力症の概要 ● 67
重症筋無力症の摂食嚥下障害 [DVD10-1] ● 68
重症筋無力症の摂食嚥下障害対策 ● 70

11. ギラン・バレー症候群（GBS） ·· 71
ギラン・バレー症候群の概要 ● 71
ギラン・バレー症候群の摂食嚥下障害 [DVD11-1] ● 72
ギラン・バレー症候群の摂食嚥下障害対策 ● 72

12. 認知症 ·· 74
認知症の概要 ● 74
原因となる疾患 ● 74
認知症による摂食嚥下障害 ● 75
嚥下障害の特徴 [DVD12-1] ● 76

13. 脳血管障害 ·· 81
脳血管障害の概要 ● 81
脳血管障害に伴う摂食嚥下障害 [DVD13-1〜13-3] ● 82

14. 嚥下障害の外科治療 ·· 90
はじめに ● 90
嚥下機能改善手術 [DVD14-1] ● 90
誤嚥防止手術 [DVD14-2〜14-4] ● 93
おわりに ● 96

15. 嚥下障害のための口腔装置 ··· 97
Swallow aid [DVD15-1〜15-6] ● 97
嚥下補助装置 ● 101

16. 姿勢による変化 ··· 104
姿勢調整時のポイント ● 104
代表的な姿勢調整の意義と方法 [DVD16-1〜16-5] ● 105

17. バルーン法（バルーン拡張法，バルーン訓練法） ··························· 113
バルーン法の概要 ● 113
適用可能な神経筋疾患 [DVD17-1〜17-3] ● 114
バルーン法の実際 ● 114

18. 摂食嚥下を助ける装具・自助具 ··· 116
摂食嚥下における環境整備上の問題点 ● 116
嚥下調整食 ● 119
調理の負担軽減の提案 ● 120

付録　神経内科疾患の摂食嚥下障害のまとめ ······································· 121

1 摂食嚥下障害の基礎知識

摂食嚥下障害の概要

1. 摂食嚥下障害とは

- Dysphagia：dys（difficult）＋phagein（to eat）（ギリシア語）
- 口腔への食物の取り込みに始まって、口腔内の食物を処理する運動能力、食塊コントロール、嚥下反射の発現、咽頭収縮、輪状咽頭筋の弛緩、食道への食塊の送り込みに至る広範な段階の障害[3].
- 摂食（食物の取り込み）＋嚥下（のみ込み）の障害.

2. 摂食嚥下関連の解剖（図1）

3. 摂食嚥下の大まかな流れ（図2）

- 認知期
- 準備期（口への取り込み・咀嚼と食塊形成）
- 口腔期（咽頭への送り込み）
- 咽頭期（咽頭通過・食道への送り込み）
- 食道期

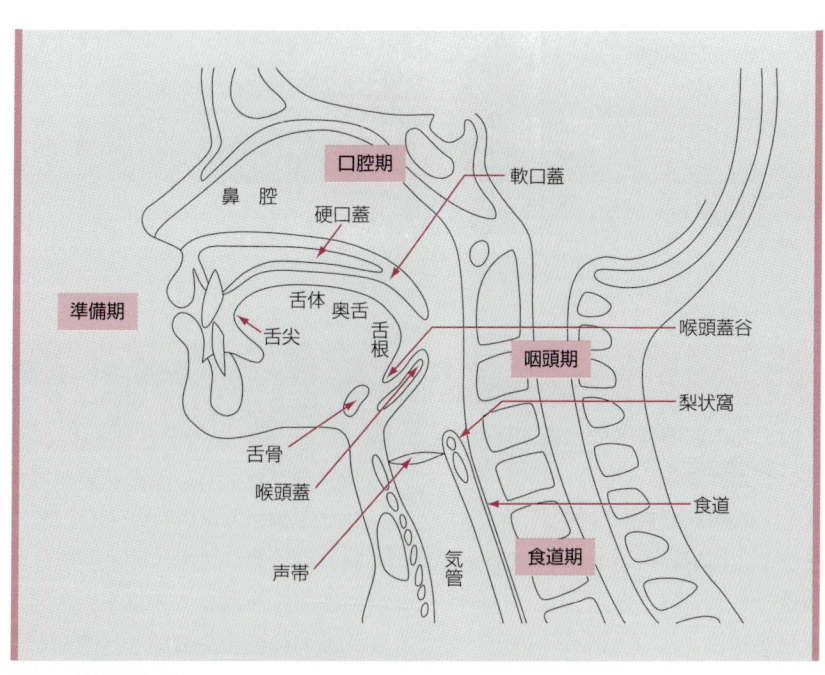

図1　摂食嚥下器官

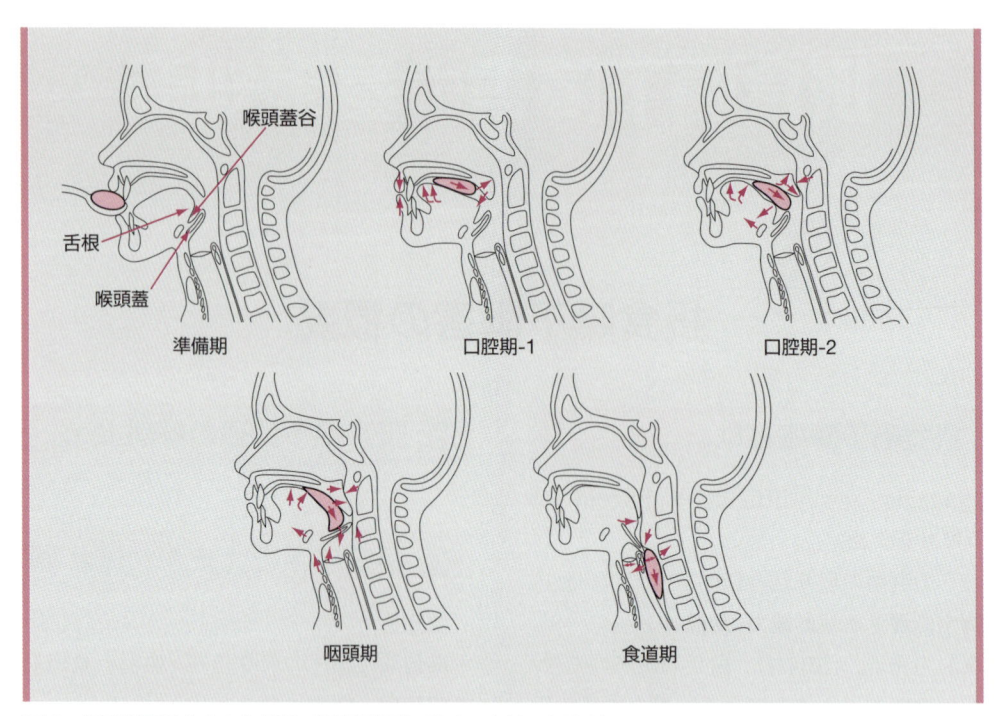

図2 摂食嚥下の大まかな流れ（液体嚥下）（藤島,文献1を改変）

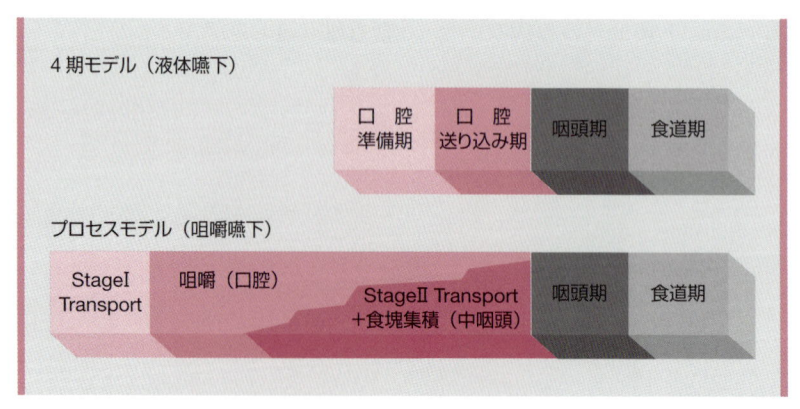

図3 嚥下モデル（松尾・他,文献2）

4. 嚥下モデル(図3)

- 液体嚥下と固形物の咀嚼嚥下では嚥下反射が起こるタイミングが異なる．
- 4期モデル：液体嚥下モデル DVD1-1．
- プロセスモデル：固形物の咀嚼嚥下．咽頭下部に食塊が到達してから嚥下が起こる．口腔にも咽頭にも食物が存在する DVD1-2．

5. 摂食嚥下障害が引き起こすもの

- 摂食量が減少し，栄養状態が悪化する．
- 食べる楽しみを損ない，QOL低下につながる．
- 絶食時においても，唾液誤嚥による誤嚥性肺炎や濃厚唾液による窒息を引き起こす．
- 比較的軽症の患者でも，薬剤がうまく嚥下できない．

6. 摂食嚥下医療における医療職の役割

- チーム医療としておこなう．
- 医療の根幹である全身管理の基礎を担っているという認識を持つ．
- 特定の専門職に任せることなく，主治医がコーディネータとなり，情報を共有する．
- 食事箋と薬剤の処方箋は同等の重みであるという共通認識を持つ．

7. 日本の疾患別死因順位[4]

- 第1位　悪性新生物
- 第2位　心疾患
- 第3位　肺炎（誤嚥と関連）
- 第4位　脳血管疾患（嚥下障害の合併）
- 第5位　不慮の事故（窒息が関連）

8. ベッドサイドの臨床症状

- むせる．
- 咳：食事の途中・食後1〜2時間，横になると咳が出る．
- 痰の増加・痰に食物が混じる．
- 声の変化：食事中や食後にがらがら声，痰がからんだ声．
- 咽頭違和感．
- 食欲低下．
- 食事中の疲労．
- 食事時間の延長（45分以上）．
- 食事内容の変化：汁物やパサパサしたものを避ける，軟らかいものを好む．
- 食べ方の変化：のみ込むときに上を向く，食物が口からこぼれる，食物が口腔内に残留する．
- 体重減少．

9. 嚥下の評価（スクリーニングテスト）

反復唾液飲みテスト（Repetitive saliva swallowing test：RSST）[5,6]（図4）

- 方法：嚥下反射惹起を喉頭挙上の触診で評価．
- 被検者を座位にする．
- 検者は被検者の喉頭に指をあて30秒間でできるだけ嚥下運動を繰り返させる．
- 喉頭挙上の回数を数える．
- 評価：3回以上で正常．

改訂水飲みテスト（Modified water swallowing test：MWST）[7]（図5）

- 方法：少量の水を飲ませて嚥下と咀嚼の変化をみる．
- 座位で約3mlの水を飲む．
- 評価点が4点以上であれば，2回繰り返す．
- 最も悪い場合を評価点とする．
- 評価
- 1点　嚥下なし，むせる and/or 呼吸変化
- 2点　嚥下あり，呼吸変化
- 3点　嚥下あり，呼吸良好，むせる and/or 湿性嗄声
- 4点　嚥下あり，呼吸良好，むせない
- 5点　4に加え，反復嚥下が30秒間に2回可能

10. 誤嚥の概念

- 誤嚥とは食物や分泌物が気道に流入すること．
- 誤嚥するものは食物だけではない．唾液・内服薬の誤嚥にも注意が必要．
- 気道に入っても，"むせない"ことは意外に多い．
- むせない誤嚥（不顕性誤嚥）は肺炎を起こす確率が高い．
- 喉頭蓋谷や梨状窩への貯留物が食後や臥床時に気道に流入することも多い（嚥下運動後の誤嚥）．

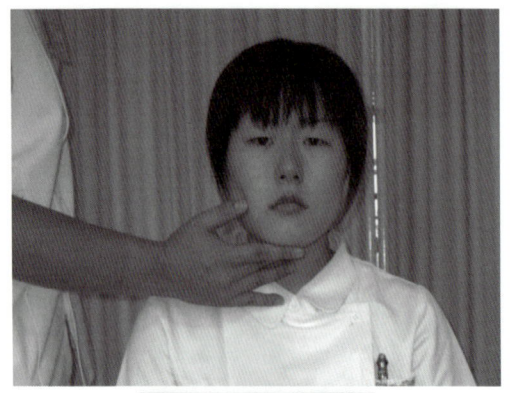

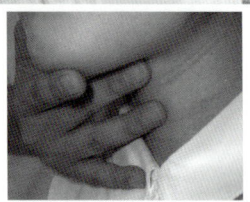

図4 反復唾液飲みテスト
嚥下反射惹起を喉頭挙上の触診で評価する．

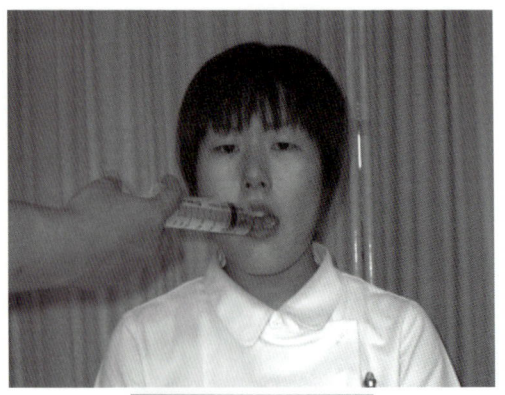

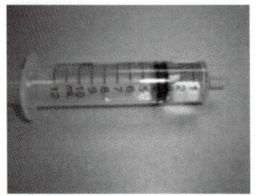

図5 改訂水飲みテスト

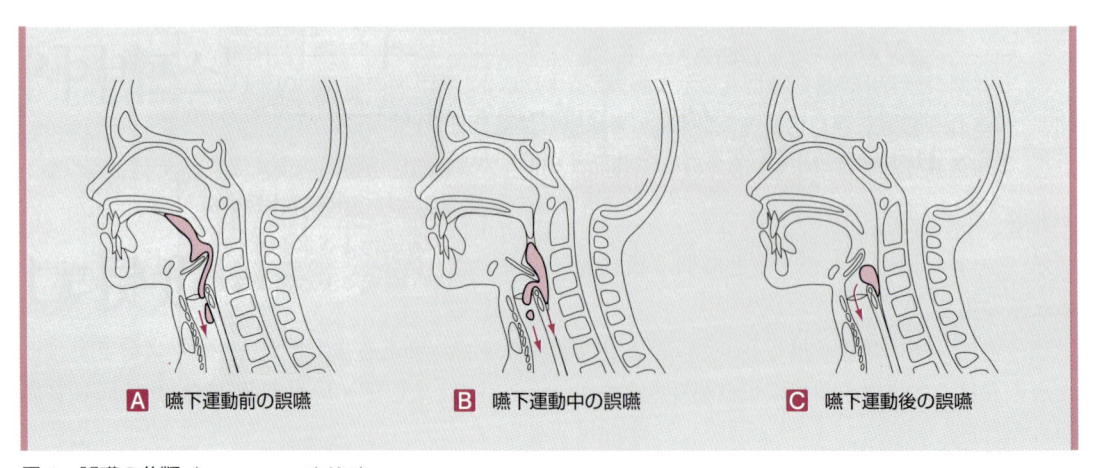

図6 誤嚥の分類（Logemann，文献8）

A 嚥下運動前の誤嚥　　B 嚥下運動中の誤嚥　　C 嚥下運動後の誤嚥

11. 誤嚥の分類（図6）

- 嚥下運動前の誤嚥，嚥下運動中の誤嚥，嚥下運動後の誤嚥（最も多い） DVD1-3
- 食物形態による誤嚥の変化 DVD1-4

12. 誤嚥性肺炎

- 嚥下障害によって口腔内容物を微量誤嚥することにより，誤嚥性肺炎が発症する．
- 健康成人でも就寝中に誤嚥していることがあるが，粘液線毛運動により朝には菌を排除している．
- 高齢者や基礎疾患がある場合には，
  - 咳反射の低下や線毛運動により誤嚥量が増大
  - 体液性，細胞性免疫の低下
    → 誤嚥性肺炎が起こりやすい
- 院内肺炎の9割近くが，誤嚥性肺炎[9]．

13. 臨床的重症度分類(表1)

表1 摂食嚥下障害の重症度（摂食・嚥下障害の治療・対応に関する統合的研究班，文献7）

誤嚥
1. (a) 唾液誤嚥あるいは (b) 重度咽頭輸送障害：唾液も誤嚥する，または飲み込めない
2. 食物誤嚥　どのような形態の食事でも誤嚥する
3. 水分誤嚥　水分は誤嚥するが，形態調整をした嚥下食は，あまり誤嚥しない
4. 機会誤嚥　時々誤嚥する

非誤嚥
5. 口腔問題　舌が動きにくい・口が閉じない・うまく噛めない
6. 軽度問題　時々喉に引っかかる感じがする
7. 正常範囲

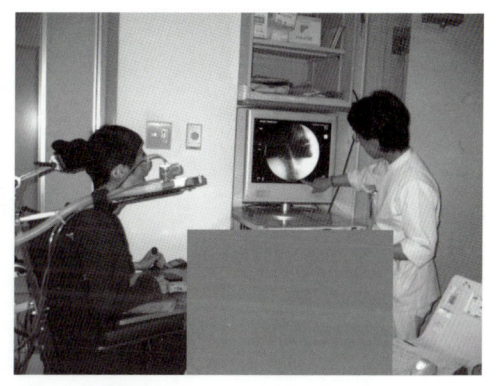

図7 嚥下造影

14. 摂食嚥下障害の検査

嚥下造影（Videofluorography：VF）(図7)
- 車いすでも，呼吸管理下でも検査可能．
- 検査室でおこなう必要．
- 被曝あり．

嚥下内視鏡（Videoendscopic：VE）(図8)
- ベッドサイドで検査可能．

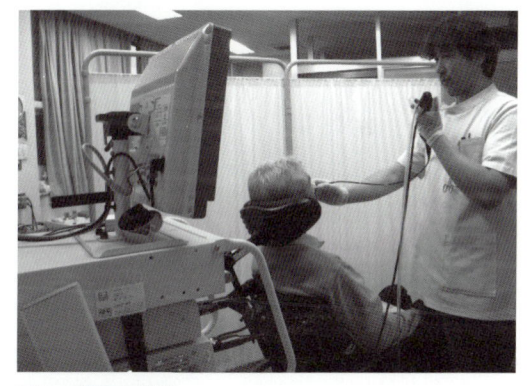

図8 嚥下内視鏡

- 被曝なし．
- 何度も検査可能．
標準的手技は日本摂食嚥下リハビリテーション学会のHPを参照[10,11]．

摂食嚥下障害への基本的対応

1. 摂食嚥下障害患者の指導の基本的事項

- 医師の評価を受ける．
- 食の楽しみと安全を目ざす．
- 栄養を管理する（食物の栄養摂取と補助栄養の併用などを工夫）．
- 嚥下しやすい食事を第一に考える（嚥下能力に見合った嚥下調整食）．
- 嚥下体操をおこなう．
- 疲れない姿勢をとる．
- 口へ運ぶ量や速さに気をつける．
- 疾患の特徴に合わせたケアをおこなう．

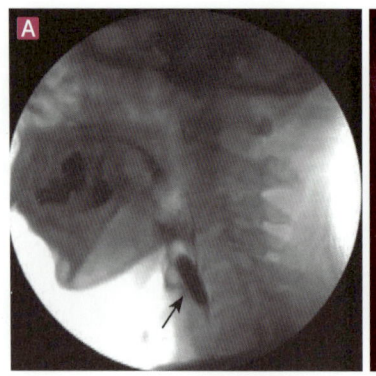

図9 カプセル剤の梨状窩残留
(A) VF, (B) VE

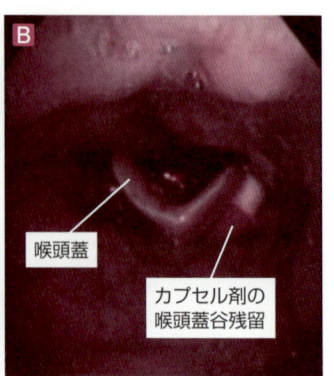

（図Bラベル：喉頭蓋／カプセル剤の喉頭蓋谷残留）

2. 嚥下しにくい食品

- サラサラした液体．
- バラバラになるもの，パサパサしたもの．
- 口腔・咽頭内に貼り付きやすいもの（餅など）．
- 水分と固形物に分かれるもの．例：全粥，お茶づけ
- 吸って食べるもの（呼吸と嚥下を瞬時に切り替える技が必要）．例：麺類

3. 服薬困難[12]

- カプセル剤：軽い嚥下障害でも，カプセル剤が梨状窩に残留していることがある（図9）．

DVD1-5, 1-6

- 口腔内崩壊錠：咽頭に残留して，食道から胃に送り込まれないことがある．
  ゼリーやとろみ水で交互嚥下する．

4. 摂食嚥下障害を合併する疾患

食物の通路の障害

- 先天的：唇顎口蓋裂など．
- 後天的：耳鼻咽喉科領域の術後（舌がん・喉頭がんの摘出）など．

食物を口から胃へ移送する過程の障害

- 発達障害（脳性麻痺，先天性代謝異常など）．
- 中途障害（認知症，脳血管障害，筋萎縮性側索硬化症〔ALS〕，パーキンソン病〔PD〕，筋ジストロフィーなど）．
- 呼吸器疾患（慢性閉塞性肺疾患など）．
- 薬剤の影響（利尿剤，抗パーキンソン病薬，睡眠薬など）．
- 加齢．

5. 神経筋疾患の摂食嚥下障害の出現様式による分類

- 急速に進行するタイプ：ALSなど．
- 緩徐に進行するタイプ：PDと関連疾患，筋ジストロフィー，多系統萎縮症（MSA），脊髄小脳変性症（SCD）など．
- 嚥下障害が変動するタイプ：症状変動のあるPD，重症筋無力症（MG），多発性硬化症（MS）など．

6. 対応方法

急速に進行するタイプ

- 例：ALSなど．
- 次に起こる障害を予測して，予め補助栄養やPEG，呼吸管理の併用，誤嚥防止術などの計画を立て，患者の理解，受容を援助する．
- 呼吸不全に対する呼吸管理などは希望しない場合もあり，患者の意思に沿うよう配慮する．

緩徐に進行するタイプ

- 例：筋ジストロフィー，パーキンソン病関連疾患（PD，PSPなど），SCDなど．
- 患者側に摂食嚥下障害の病識が乏しいことが多い．
- うつ症状や認知障害を伴うこともある．
- 患者の理解と受容を助けることが第一歩である．
- リハビリテーションにより，その時点での最大の嚥下能力を引き出す．
- 嚥下食を長期に継続できるよう，メニューの工夫や調理法の指導など介助者へのサポートが

病状の進行速度に受容が追いつかないことも多く，味わう楽しみを尊重するなどのメンタルケアが重要となる．

重要である．
- 長期化に伴う肺炎や栄養障害，経腸栄養剤による合併症への対策が必要である．

嚥下障害が変動するタイプ

- 例：Wearing offやon-offのあるPD，MG，MSなど．
- 悪化時の誤嚥防止対策と寛解時の嚥下機能の再評価がポイントである．
- 悪化時にはむしろ経口摂取を中止し，一時，経管栄養法をおこなうことにより誤嚥のリスクを減らし，早期寛解を促す．
- 寛解後，嚥下機能検査による再評価をおこない，経管栄養の継続の可否や嚥下訓練の再開を決定する．

参考文献

1) 藤島一郎：脳卒中の摂食・嚥下障害．pp19-25，医歯薬出版，1998．
2) 松尾浩一郎，Palmer JR：第3章 摂食・嚥下のモデル［才藤栄一，向井美恵（監修）：摂食・嚥下リハビリテーション 第2版］．pp68-74，医歯薬出版，2007．
3) Groher ME：Dysphagia Diagnosis and Management 3rd ed. pp1-5, 1997.
4) 厚生労働省：平成24年（2012）人口動態統計（確定数）の概況．厚生労働省．
http://www.mhlw.go.jp/toukei/saikin/hw/jinkou/kakutei12/dl/10_h6.pdf
5) 小口和代・他：機能的嚥下障害スクリーニングテスト「反復唾液のみテスト」(the Repetitive Saliva Swallowing Test：RSST) の検討 (1) 正常値の検討．リハ医学，37：375-382，2000．
6) 小口和代・他：機能的嚥下障害スクリーニングテスト「反復唾液のみテスト」(the Repetitive Saliva Swallowing Test：RSST) の検討 (2) 妥当性の検討．リハ医学，37：383-388，2000．
7) 才藤栄一：摂食・嚥下障害の臨床的重症度分類と改訂水飲みテスト・食物テストとの関連．平成13年度厚生科学研究補助金（長寿科学総合研究事業）摂食・嚥下障害の治療・対応に関する統合的研究（H11-長寿-035）平成13年度厚生科学研究補助金研究報告書．pp133-147，1998．
8) Logemann J：Evaluation and Treatment of Swallowing Disorders. College Hill, San Diego, 1983.
9) 山脇正永：誤嚥性肺炎の疫学．総合リハ，37：105-109，2009．
10) 日本摂食・嚥下リハビリテーション学会：嚥下造影の検査法（詳細版）．
http://www.jsdr.or.jp/wp-content/uploads/file/doc/VF15-1-p76-95.pdf
11) 日本摂食・嚥下リハビリテーション学会：嚥下内視鏡検査の手順2012改訂．
http://www.jsdr.or.jp/wp-content/uploads/file/doc/endoscope-revision2012.pdf
12) 馬木良文・他：口腔内崩壊錠は摂食・嚥下障害患者にとって内服しやすい剤形か？．臨床神経，49：90-95，2009．

■執筆者　野﨑　園子

2 パーキンソン病（PD）

パーキンソン病の概要

1. 概　要

- パーキンソン病（Parkinson's disease：PD）は，安静時振戦，強剛，無動・寡動，姿勢反射障害を主症状とする神経変性疾患．
- 中高年齢者に好発．
- 病理学的には黒質線条体ドパミン性神経細胞の変性ならびに Lewy 小体の出現が特徴．
- 脳卒中を除く神経筋疾患の中で最も多い疾患．

2. パーキンソン病と診断するための要点[1]

- 主症状（安静時振戦，強剛，無動・寡動，姿勢反射障害）のうち少なくとも2つが存在すること．
- 頭部 CT または MRI 所見に原則として明らかな異常を認めないこと．
- 脳血管性パーキンソニズム，進行性核上性麻痺（PSP），線条体黒質変性症（SND），レビー小体型認知症（DLBD）などを鑑別する．
- 感染，薬物（向精神薬など）や中毒などによるパーキンソン症候群を除外できること．
- L-ドーパまたはアポモルフィンドパミンアゴニストにて明らかな症状の改善を認めること．

3. 治　療

- 治療の中心は，黒質線条体のドパミン低下を補うための L-ドーパによる補充療法である．
- 長期 L-ドーパ服用に伴う問題点が認識され，現在は他の抗パーキンソン病薬との併用療法が中心になっている．
- 進行期では外科療法も選択される．

4. 早期パーキンソン病の治療アルゴリズム（図1）

- 早期リハビリテーションには，ADL・QOL に合わせた治療方法の選択が推奨される．
- 高齢者や生活必要度の高い患者には，L-ドーパより開始することが多い．

5. 進行期パーキンソン病の運動合併症・非運動合併症

パーキンソン病治療ガイドラインに挙げられた項目[3]
- 運動合併症
・Wearing off 現象
・On-off 現象
・No on/Delayed on 現象
・すくみ現象
・ジスキネジア，ジストニア
・姿勢異常
- 非運動合併症
・嚥下障害，流涎
・構音障害
・睡眠障害・覚醒障害

2. パーキンソン病(PD)

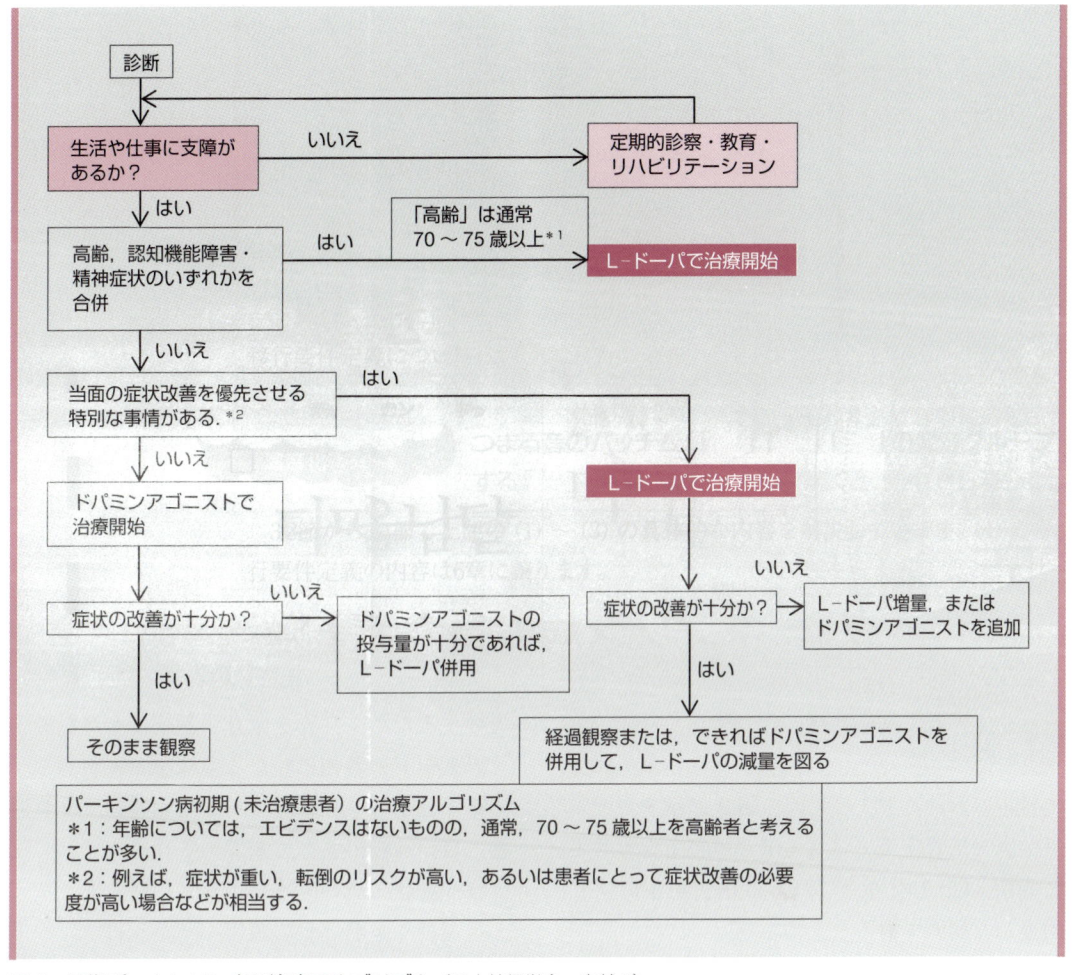

図1 早期パーキンソン病の治療アルゴリズム（日本神経学会, 文献2）

パーキンソン病初期（未治療患者）の治療アルゴリズム
*1：年齢については、エビデンスはないものの、通常、70〜75歳以上を高齢者と考えることが多い．
*2：例えば、症状が重い、転倒のリスクが高い、あるいは患者にとって症状改善の必要度が高い場合などが相当する．

・うつ症状・アパシー（無気力）
・疲労感
・抗パーキンソン病薬の副作用（突発性睡眠・心弁膜症・浮腫）
● 進行期には摂食嚥下障害と関連のある合併症が多い．

・視床 VL 核（強剛，ジスキネジア）
・視床 Vim 核（振戦，強剛）
・淡蒼球内節（ジスキネジア，強剛，振戦）
・視床下核（刺激法のみ：PD 症状全般，off 症状の改善）など

6. 機能的外科手術

● 方法
・温熱凝固（破壊術）
・電極埋め込み（脳深部刺激療法）
● 標的神経核

7. 視床下核脳深部脳刺激法（STN-DBS）

機能的外科手術（視床下核深部脳刺激法）を図2に示す．

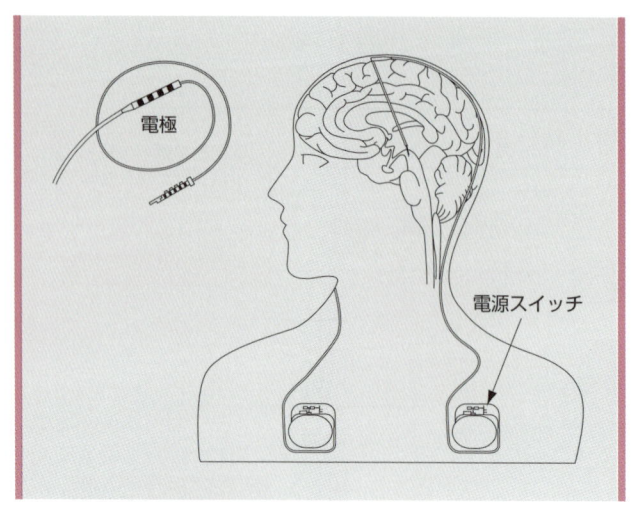

図2　機能的外科手術

パーキンソン病の摂食嚥下障害

1. 病態

- 日本におけるPDの死因を図3に示す．
- 肺炎・気管支炎・窒息・栄養障害を合わせると50％以上となり，これらは摂食嚥下障害に関連した病態である．
- PDの摂食嚥下障害は重要な予後決定因子である[4]．
- 摂食嚥下障害は，PD患者の食生活のQOLを著しく低下させる[5]．

2. 摂食嚥下障害の特徴

- 摂食嚥下障害はPD患者の半数以上．
- 病初期から存在することもあり，Hoehn-Yahrの重症度分類とは必ずしも関連しない．
- 摂食嚥下障害の自覚に乏しく，むせのない誤嚥（不顕性誤嚥）が多い[6]．
- 抗パーキンソン病薬の副作用としてのジスキネジア，口腔乾燥，off症状が摂食嚥下機能を悪化させる．
- 自律神経障害による食事性低血圧では，時に失神するため，食物を窒息するリスクがある．
- 摂食嚥下の各相にわたる多様な障害がある．
- 嚥下運動のプロセスである随意運動，反射運動，自律運動のすべてが障害される．
  - うつ症状・認知障害による先行期障害
  - 舌運動や咀嚼運動の障害 　DVD2-1
  - 顎の強剛
  - 流涎
  - 口渇
  - 喉頭挙上の減弱
  - 喉頭蓋谷や梨状窩への食物貯留
  - 誤嚥
  - 頸下がり
  - 頸部筋の強剛による嚥下運動の減弱
  - 食道蠕動の減弱 　DVD2-2
  - 胃食道逆流症
  - 上肢の振戦・強剛による摂食障害

  などがある．
- 悪性症候群による摂食嚥下障害：急に抗パーキンソン病薬を中断したときや向精神薬の投与時にみられる症候群で，症状として著明な筋強剛・高熱・高CK血症・発汗・頻脈・無動・寡動・

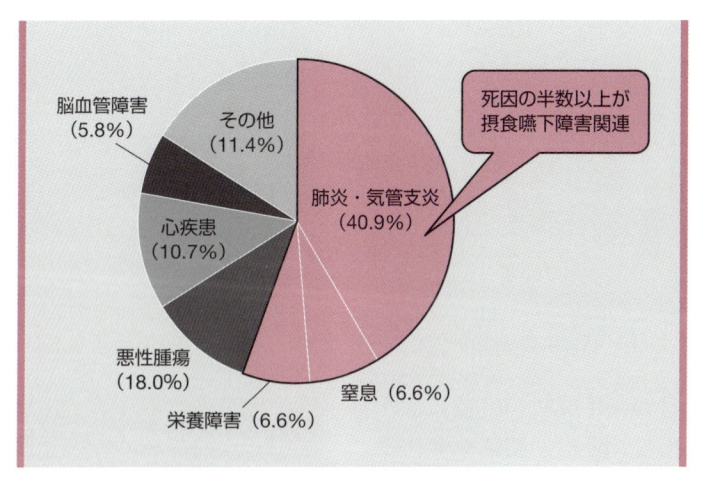

図3 日本におけるパーキンソン病の死因（Nakashima et al, 文献4）

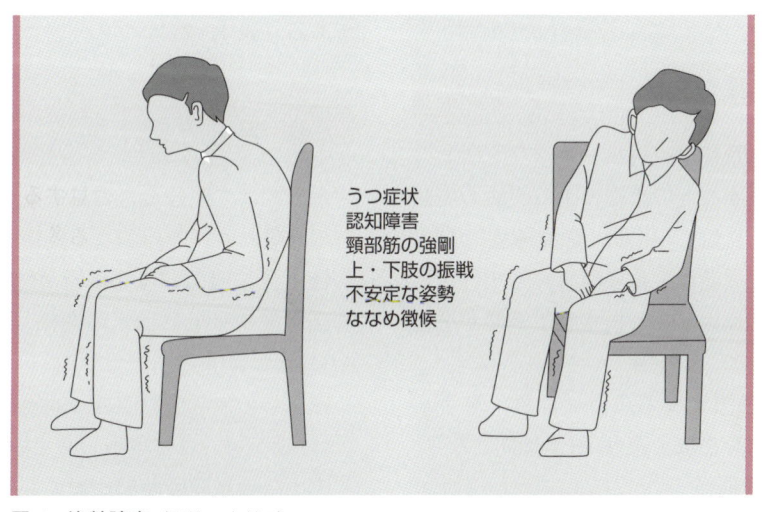

- 肺炎・気管支炎（40.9%）
- その他（11.4%）
- 脳血管障害（5.8%）
- 心疾患（10.7%）
- 悪性腫瘍（18.0%）
- 栄養障害（6.6%）
- 窒息（6.6%）

死因の半数以上が摂食嚥下障害関連

図4 姿勢障害（野﨑, 文献7）

うつ症状
認知障害
頸部筋の強剛
上・下肢の振戦
不安定な姿勢
ななめ徴候

意識障害などがある．嚥下障害は必発である．

3. 4徴候からみた摂食嚥下障害

- 振戦：舌運動や咀嚼運動の障害，上肢の摂食動作障害
- 強剛：上肢の摂食動作障害，顎の強剛，咽頭蠕動の減弱，頸部筋の強剛による咽頭・喉頭運動障害
- 無動・寡動：流涎，舌運動や咀嚼運動の障害，喉頭挙上の減弱
- 姿勢反射障害・バランス障害：摂食姿勢の不安定，円背（図4）

4. 摂食嚥下障害とパーキンソン症状の重症度

- 嚥下障害の症状はパーキンソン病のHoehn-Yahrの重症度分類と関連しない．

5. 抗パーキンソン病薬の副作用と摂食嚥下障害

- 口渇・ジスキネジア：食塊移送障害．

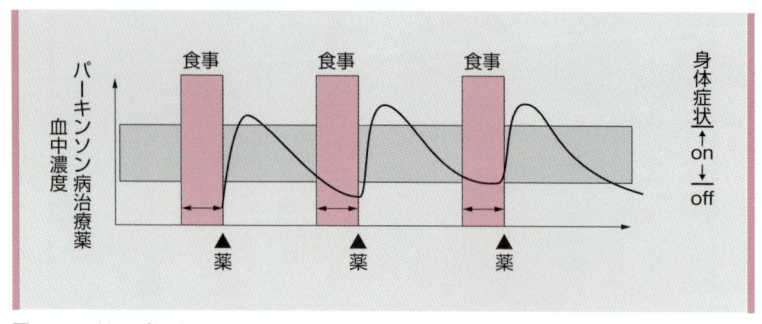

図5　L-ドーパによる wearing off（野崎．文献7）

- Wearing-off または on-off 現象：off時には摂食・嚥下機能が悪化し（図5），誤嚥や窒息のリスクが高くなる．
- パーキンソン症状：off と on　DVD2-3．

6. 悪性症候群

- 向精神薬の大量使用や抗パーキンソン病薬の急激な中止，脱水などの誘因による突然の筋強剛（CKの異常高値），高熱，意識障害，自律神経症状（頻脈・発汗・排尿障害）．
- 悪性症候群が原因となり摂食嚥下機能が悪化する．
- 嚥下障害が誘因となる悪性症候群：患者が"むせ"のため水分摂取を避け，脱水傾向となり，悪性症候群を誘発．

7. 服薬困難

- 軽い嚥下障害でも服薬困難の可能性がある．
- 抗パーキンソン病薬が咽頭残留している場合，off症状との鑑別が必要　DVD2-3．

8. 食事性低血圧（PPH）

- 自律神経障害のため，食事中または食後2時間以内に血圧が20mmHg以上低下し，時には失神することがある．
- 食事中の血圧低下・失神は，食物窒息の原因となる．

9. 機能的外科治療と嚥下障害

- 外科治療により他の運動症状が改善しても，嚥下障害については不変ないしは悪化することがある（表1，2）．

10. 呼吸と嚥下障害

- 水を続けて飲むときの気道侵入の程度と嚥下時の呼吸パターン．
- 嚥下後に吸気になることが多く，P-A score と嚥下後の吸気には正の関係（$r=0.590$，$p<0.001$）[10] がある．
- 嚥下時の無呼吸は P-A score が高いほど短い（無呼吸が短いほど誤嚥しやすい）．
- 嚥下時の無呼吸時間が短いものほど，気道侵入のリスクが高い．

11. 咳嗽機能

- 随意咳の強さと誤嚥には関連がある（図6）[11]．
- PD では呼気加速が低下している．
- PD の off 時間帯には呼気力が低下する．
- 随意咳の強さと VF 上の誤嚥は関連がある．

12. 体重の推移

- PD の体重推移をみると，発症前より体重が減り始め，診断後に薬物治療が始まると増加に転じ，進行期には再び減少する（図7）．

表1　パーキンソン病の外科治療と嚥下障害（湯浅・他，文献8）

手術部位	刺激
振戦	○〜◎
筋固縮	◎
姿勢反射障害	○
無動・寡動	○
ジスキネジア	○〜◎
日内変動	◎
すくみ足	○
嚥下障害	×
構音障害	×

◎：著効　○：有効　×：無効

表2　外科治療と嚥下障害

定位淡蒼球破壊術の合併症		
合併症	合計（1,510症例）	P値
脳出血	26（1.7%）	0.003
小声	20（1.3%）	0.002
視野障害	30（2.0%）	0.294
視野障害（永続的）	23（1.5%）	0.238
うつ	13（0.9%）	0.238
急性術後錯乱	40（2.6%）	0.773
顔面筋力低下	56（3.7%）	0.015
顔面筋力低下（永続的）	19（1.3%）	0.772
構語障害	48（3.2%）	0.731
構語障害（永続的）	24（1.6%）	0.974
嚥下障害	18（1.2%）	0.003
嚥下障害（永続的）	8（0.5%）	0.164
記憶障害	19（1.3%）	0.797
記憶障害（永続的）	14（0.9%）	0.434
四肢筋力低下	24（1.6%）	0.910
四肢筋力低下（永続的）	14（0.9%）	0.772

（Merello, et al. 文献9）

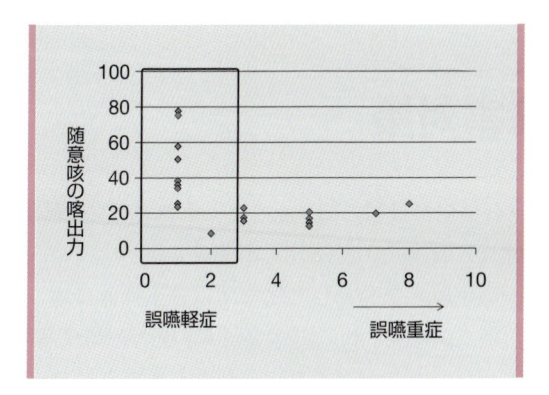

図6　パーキンソン病の咳と誤嚥（Pitts, et al. 文献11）

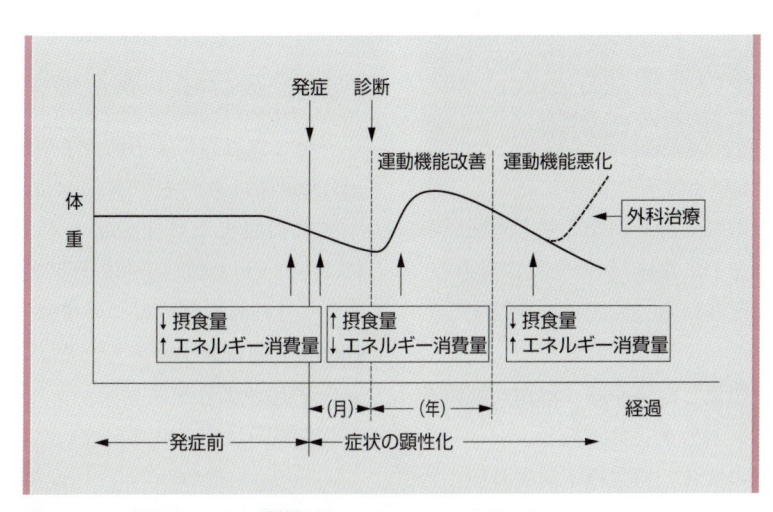

図7　リハビリテーション栄養（Barichella, et al. 文献12）

パーキンソン病における嚥下造影所見 DVD2-1

特　徴

- 口腔期：口腔内残留，すすりのみ，ポンプ様舌運動，嚥下前の咽頭流入，嚥下のためらい，舌の振戦．
- 咽頭期：嚥下反射の遅延，喉頭挙上不良，喉頭侵入，誤嚥，喉頭蓋谷残留，梨状窩残留，咽頭運動の異常運動，咽頭蠕動の減弱，喉頭蓋の運動障害．
- 食道期：上部食道括約筋の機能不全，蠕動運動の低下（図8）DVD2-2，咽頭への逆流（図8 矢印），胃食道逆流．

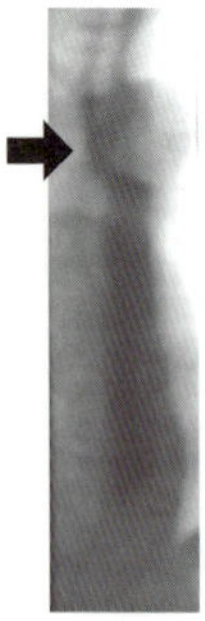

図8　食道期のVF
蠕動運動が乏しい．

摂食嚥下障害対策

1. パーキンソン症状による嚥下機能障害への対応

- まず現疾患のコントロール（投薬・リハビリテーション）が必要．
- 投薬調整により摂食嚥下関連筋の強剛・不随意運動の軽減をはかる．

2. 運動機能の軽症期から起こる摂食嚥下障害への対策

- PD患者の摂食嚥下障害は高率に発症し，かつ自覚に乏しいので，訴えがなくても，疑いがあれば嚥下評価をおこない，早期発見に努める．
- 以下のような症状から，問題点を発見する努力が必要．
  ・むせ，食事に関連した痰や咳，湿声，咽頭違和感，食欲低下，水分を避けるなど．
  ・食べ物の好みの変化，摂食嚥下障害時間の延長や疲労感．
- 合併症が最初の徴候となることもある（発熱・肺炎，脱水，栄養障害，体重減少など）．
- 嚥下障害を発見したら，まずは嚥下機能に適した嚥下調整食とポジショニングについて対応する．
- ポジショニング：フットレスト調整やピローによる座位の安定により，落ち着いた摂食環境を作る（図9）．

3. 姿勢調整・食形態調整の介入

姿勢と食形態による肺炎予防効果についてのPD大規模スタディ[13]によれば，
- 頸部前屈または蜂蜜状/ネクター状の介入により，VF上誤嚥予防の即時効果がある．
- 3カ月の肺炎発症については，一般の肺炎発症率より肺炎減少がみられる．
- いずれがより予防効果があるかについては，有意な結果は得られていない．

2. パーキンソン病（PD）

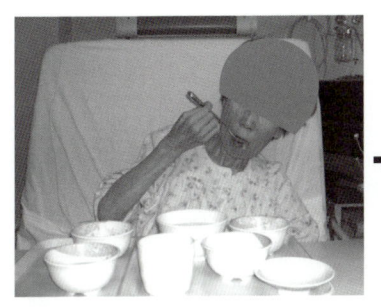

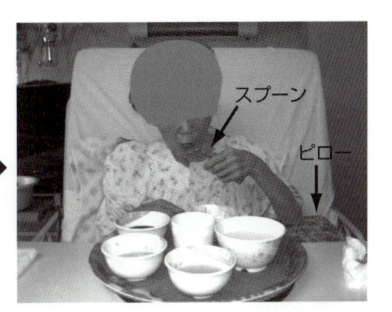

座位保持時間5分　　　　→　　　　座位保持時間30分

図9　ピローによる座位の安定

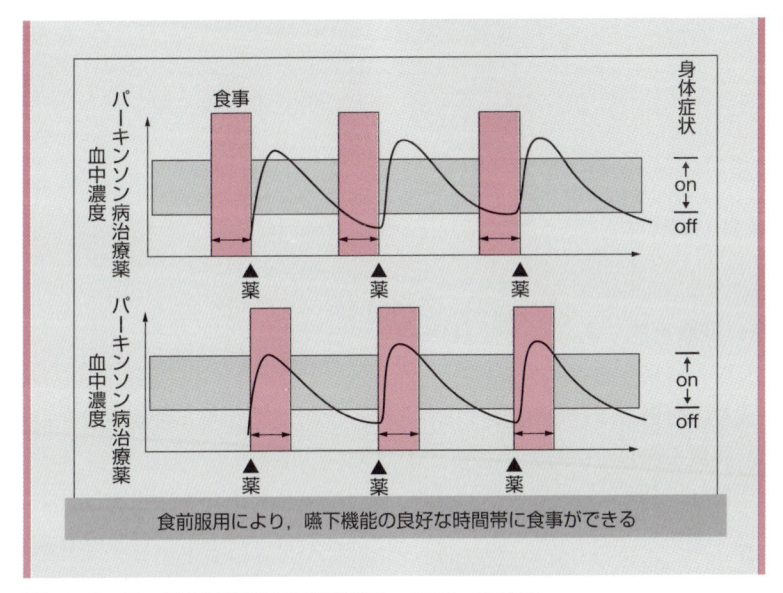

図10　L-ドーパ食後服薬から食前服薬へ（野﨑，文献7）

4. L-ドーパ長期服用により wearing off のある場合

● L-ドーパを食後服薬から食前服薬へ変更し，on 状態になってから摂食するように指導（図10） DVD2-3．
● PEG 管理後の嚥下障害の改善：PEG 導入後2年経過し，嚥下状態が著しく改善した症例では，L-ドーパの確実な投与が改善の一因と考えられる DVD2-4．
● "on" 時間を延長させ，"on" 時間帯に摂食させる努力をする．
● 確実な投薬のための経管栄養も考慮する．

5. 摂食嚥下障害に対する L-ドーパの効果

● 以前より L-ドーパが嚥下反射を促進することは知られていたが，最近のメタアナリシス解析では，L-ドーパの嚥下機能への改善効果は明らかではなかった[14]．

6. 悪性症候群による摂食嚥下障害への対応

● 急性期に無理に経口摂取させると誤嚥性肺炎を発症させる．

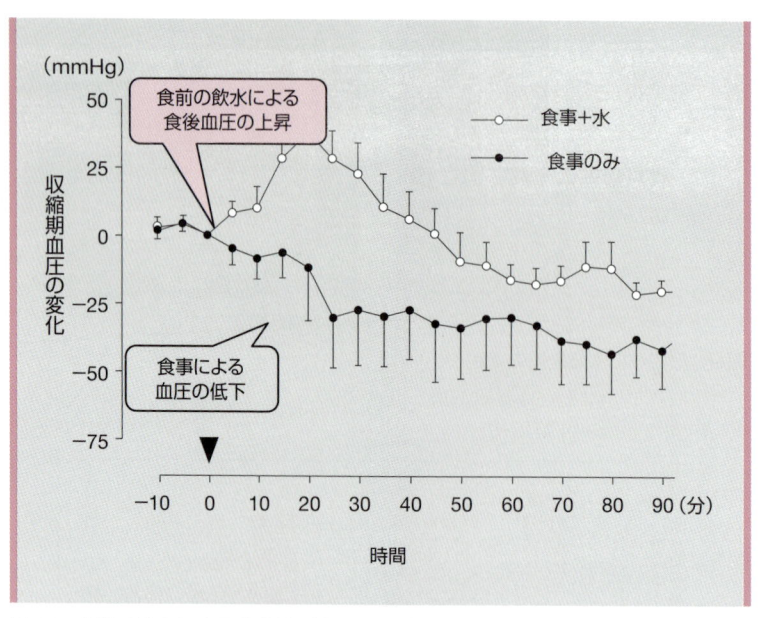

図 11 食前の飲水による食事性低血圧の改善 (Shannon, et al, 文献 15)

● 回復すれば経口摂取可能であることを説明し，一時的に経管栄養で乗り切るべきである．
● 回復後嚥下機能を再評価し，食事を開始する．
● 絶食中も廃用症候群を作らない努力が必要．

7. 食事性低血圧患者が窒息するリスクへの対応

● 食事性低血圧の既往がある場合は食事中の監視を十分に行う．
● 食後2時間程度の起立や歩行，場合によっては座位も避けて，安静を保つ．
● 食前の飲水により，食事性低血圧が予防できるとの報告もある[15]（図11）．

8. 嚥下間接訓練

● 10名の患者で行った訓練（舌可動域訓練，舌抵抗運動，声帯内転運動，メンデルゾーン法，首体幹肩可動域訓練）の open study で，pre-motor time が有意に延長した[16]との報告がある．

9. 流涎対策

● 流涎は唾液嚥下回数が減少していることによる．
● 流涎に対する botulinum toxin B の唾液腺への注射はプラセボに対して有意に流涎を改善させたとの報告があるが[17]，日本では保険適応外である．

10. Lee Silverman Voice Treatment (LSVT/LOUD)

● PD 患者の構音訓練としてエビデンスレベルが高い．
● LSVT：
・大きな声
・イントネーションの強調
・声質の改善（声門閉鎖）
・集中訓練
・患者と治療者の意識的努力
● 8名の pilot study として LSVT/LOUD が嚥下障害にも有効と報告された[18]．

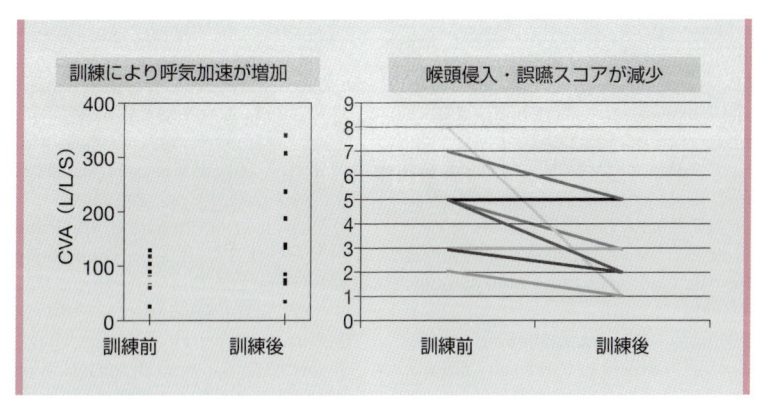

図12　呼気筋力訓練効果（Pitts, et al, 文献19）

11. 呼気筋力訓練（図12）

- 訓練により呼気加速が増加.
- 喉頭侵入・誤嚥スコアが減少.

12. メトロノーム訓練　DVD2-5

- われわれはPDの嚥下障害に対するメトロームリズム訓練のクロスオーバ法による研究で、短期効果を認めた[20]．この訓練法の在宅における継続性と長期効果についても確認した．

PDの嚥下障害は慢性進行性であるが，的確な評価のもとに介入することで，その時点での最大の嚥下能力を発揮することができる．長期療養における患者と家族のQOLのサポートを視野に入れた，きめ細かいケアが必要である．

参考文献

1) 厚生省特定疾患・神経変性疾患調査研究班 1996年
2) 日本神経学会（監修）：第Ⅱ編　第1章　クリニカルクエスチョン1-8［パーキンソン病治療ガイドライン2011］．pp73-78, 医学書院, 2011.
3) 日本神経学会（監修）：第Ⅲ編　第2章, 第3章　クリニカルクエスチョン［パーキンソン病治療ガイドライン2011］．pp101-191, 医学書院, 2011.
4) Nakashima K, et al：Prognosis of Parkinson's disease in Japan. Tottori University Parkinson's Disease Epidemiology (TUPDE) Study Group. Eur Neurol, 38：60-63, 1997.
5) Ali GN, et al：Mechanisms of oral-pharyngeal dysphagia in patients with Parkinson's disease. Gastroenterol, 110：383-392, 1996.
6) Bird MR, et al：Asymptomatic swallowing disorders in elderly patients with Parkinson's disease.：A description of findings on clinical examination and videofluoroscopy in sixteen patients. Age Ageing, 23：251-254, 1994.
7) 野﨑園子：パーキンソン病症候群の食とつきあう［湯浅龍彦, 野﨑園子（編）：神経筋疾患　摂食嚥下障害とのおつきあい］．pp28-32, 全日本病院出版会, 2007.
8) 湯浅龍彦・他：パーキンソン病の定位脳手術の適応と手技の確立に関する多施設共同研究―3年間のまとめとその後の経過―．厚生科学研究費補助金特定疾患対策研究事業　神経変性疾患に関する研究班（主任研究者・田代邦雄）2001年度研究報告書．pp19-21, 2002.
9) Merello M, et al：Bilateral pallidotomy for treatment of Parkinson's disease induced corticobulbar syndrome and psychic akinesia avoidable by globus pallidus lesion combined with contralateral stimulation. J Neurol Neurosurg Psychiatry, 71：611-614, 2001.
10) Troche MS, et al：Respiratory-wallowing coordination and swallowing safety in patients with Parkinson's disease. Dysphagia, 26：218-224, 2011.
11) Pitts T, et al：Voluntary cough production and swallow dysfunction in Parkinson's disease. Dysphagia, 23：297-301, 2008.
12) Barichella M, et al：Major Nutritional Issues in the Management of Parkinson's Disease.

Movement Disorders, 24：1881-1892, 2009.
13) Logemann JA, et al：A randomized study of three interventions for aspiration of thin liquids in patients with dementia or Parkinson's disease. *J Speech Lang Hear Res*, 51：173-83, 2008.
14) Menezes C, Melo A：Does levodopa improve swallowing dysfunction in Parkinson's disease patients?. *J Clin Pharm Ther*, 34：673-676, 2009.
15) Shannon JR, et al：Water drinking as a treatment for orthostatic syndromes. *Am J Med*, 355–360, 2002.
16) Nagaya M, et al：Effect of swallowing training on swallowing disorders in Parkinson's disease. *Scand J Rehabil Med*, 32：11-15, 2000.
17) Ondo WG, et al：A double-blind placebo-controlled trial of botulinum toxin B for sialorrhea in Parkinson's disease. *Neurology*, 62：37-40, 2004.
18) Fox CM, et al：The science and practice of LSVT/LOUD：neural plasticity-principled approach to treating individuals with Parkinson disease and other neurological disorders. *Semin Speech Lang*, 27：283-299, 2006.
19) Pitts T, et al：Impact of Expiratory Muscle Strength Training on Voluntary Cough and Swallow Function in Parkinson Disease. *Chest*, 135：1301-1308, 2009.
20) Nozaki S, et al：Rhythm therapy with a metronome to treat dysphagia in patients with Parkinson's disease. *Deglutition*, 1：400-408, 2012.

■執筆者　野﨑　園子

3 進行性核上性麻痺（PSP）

進行性核上性麻痺の概要

1. 概要

- 進行性核上性麻痺（progressive supranuclear palsy：PSP）は，原因不明の神経変性疾患．
- tauopathyでもある―神経細胞・グリア細胞に過剰に燐酸化されたタウ蛋白が蓄積．

2. 臨床像

- 有病率は10万人あたり6人前後．
- 50代以降の発症，男性にやや多い．
- 初発症状は易転倒・歩行障害が多い．3大症状は足のすくみ，後方転倒，眼球運動障害．その他に発語障害，嚥下障害，認知行動異常・精神機能低下．
- 予後の全経過は5〜6年．死因の65%が肺炎．
- 有効な治療法はまだない．初期に抗パーキンソン病薬が効果を示す症例もある．

進行性核上性麻痺の摂食嚥下障害

1. 特徴

- 初診時には16%，最終的に55〜83%で嚥下障害をきたす．
- 罹病期間と嚥下重症度の関係を図1に示す．
- 疾患重症度と嚥下重症度（摂食嚥下障害の臨

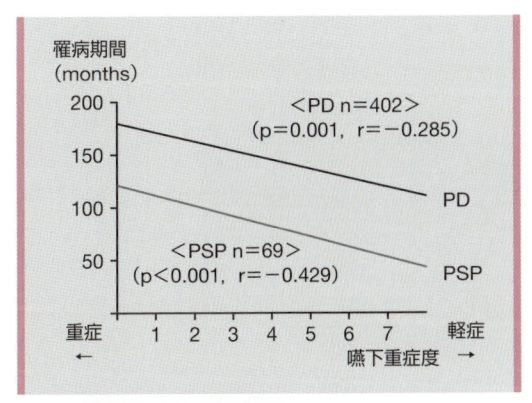

図1 罹病期間と嚥下重症度の関係（市原，文献1）
進行性核上性麻痺の嚥下障害はパーキンソン病（PD）と比較し早期に出現し，罹病期間と嚥下障害の重症度は相関関係を示す．

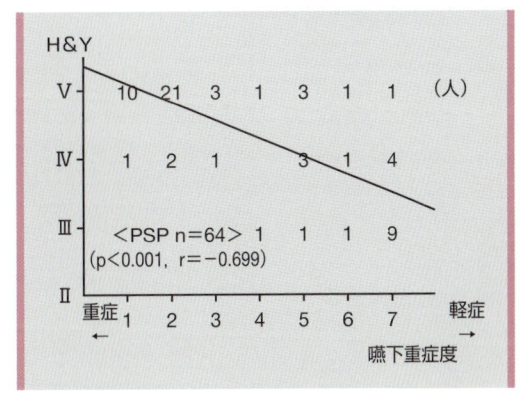

図2 疾患重症度と嚥下重症度の関係（市原，文献1）
進行性核上性麻痺では疾患の重症度（H&Y）と嚥下障害の重症度は相関関係を示す．

床的重症度に関する分類）の関係を図2に示す．
● 食べ方の異常と随伴症状（国立病院機構 31 施設，患者 82 名の調査）について以下に示す．

- 食べ方の異常
  - 食事時間延長 36%
  - 食事時間短縮 9%（食事をかき込む）
  - 口に溜めたまま止まる 21%
  - 口からこぼれる 18%
  - 反り返って食べる 16%
  - 食べ物を吹き出す 16%

- 誤嚥に関連した随伴症状
  - 咳・痰 63%
  - 食事中のむせ 49%
  - 3 カ月以内の気道感染症 47%
  - 湿声 42%
  - 呻吟 39%

（市原，文献 1）

進行性核上性麻痺における嚥下造影所見

1. 特 徴

● 食塊形成不全，口腔・咽頭内残留，喉頭侵入，嚥下反射の遅れなどが特徴で舌の運動不良と協調不全，軟口蓋挙上不良，舌根部の運動不良などの報告もある（表1）．

2. 時相解析

● 健常高齢者と比較して嚥下反射の遅れを有意に認め，それに影響されて咽頭通過時間および総嚥下時間も有意な延長がみられた（図3）．
● PD と比較すると軟口蓋の挙上不良による咽頭への送り込みの障害を有意に認めた．

表1 進行性核上性麻痺のVF（市原・他，文献2）

		ゼリー状		ペースト状		液状	
	模擬食品形態	健常高齢者	PSP	健常高齢者	PSP	健常高齢者	PSP
口腔期	食塊形成不全	0	71[#]	0	88[#]	0	88[#]
	口腔内保持不良	10	14	0	29	10	43
	舌上残留	30	63	40	100[#]	30	63
	口腔期の遅延	10	75[#]	0	88[#]	0	63[#]
咽頭期	嚥下反射の遅れ	20	100[#]	10	100[#]	40	100[#]
	喉頭侵入	0	38	10	75[#]	0	88[#]
	誤嚥	0	14	0	25	10	50
	喉頭蓋谷残留	20	14	30	57	10	71[#]
	梨状窩残留	20	50	10	38	10	50
	咽頭期の遅延	0	63[#]	0	100[#]	0	88[#]

健常高齢者（n = 10），PSP（n = 8）． (%)
#：$P < 0.05$（健常高齢者に対する有意差を示す）

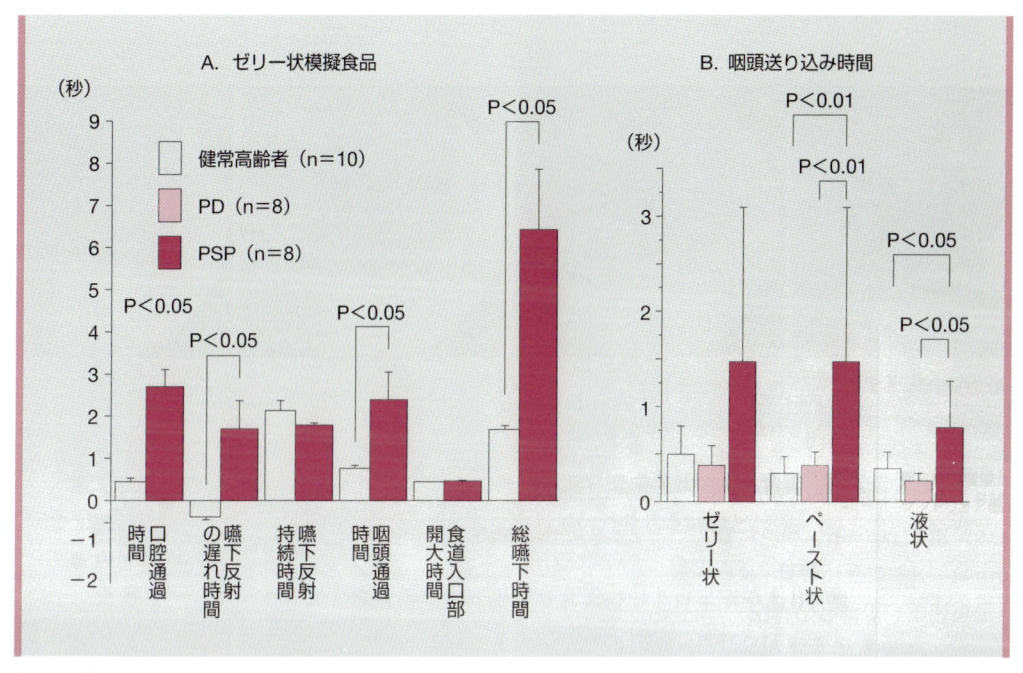

図3 時相解析(市原・他, 文献2)

3. 進行による経時的変化

症例1　60歳代男性, 進行性核上性麻痺 (図4, 5) DVD3-1

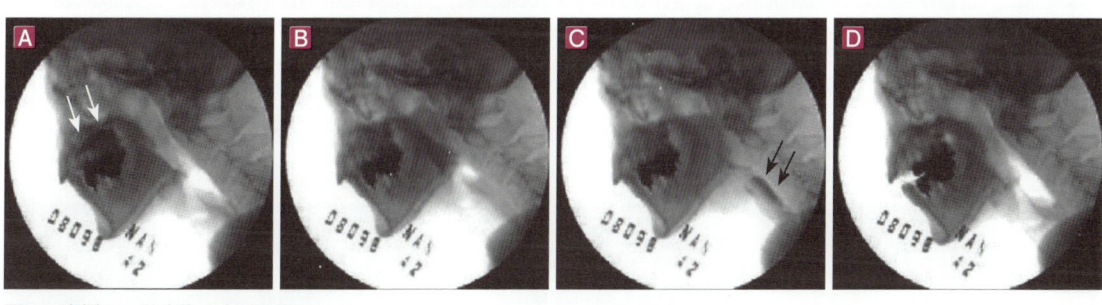

図4　症例1, 発症後2年のVF
(A) 食塊形成は比較的良好.
(B) 食塊咽頭流入時, 喉頭挙上は開始しており, 嚥下反射の遅れなし.
(C) 喉頭挙上・食道の開き良好.
(D) 咽頭残留なし.

↓1年後

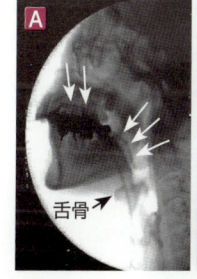

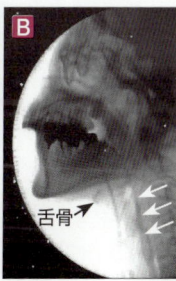

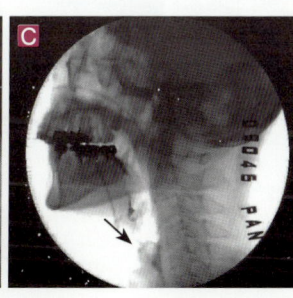

図5　症例1, 発症後3年のVF
(A) 食塊形成不良のため食塊が口腔内に広がる.
(B) 喉頭挙上不全および鼻咽腔閉鎖不全, 食道入口部開大不全あり(喉頭最挙上位).
(C) 嚥下反射後も咽頭内に残留を認め, 残留物の喉頭侵入あり.
＊頸部後屈ぎみになっている.

症例2　70歳代男性，進行性核上性麻痺（図6〜8） DVD3-2

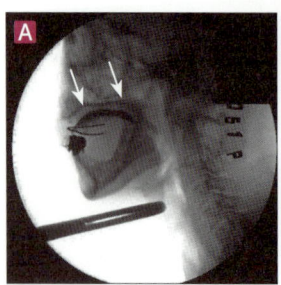

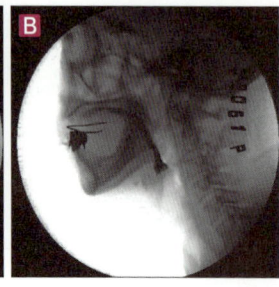

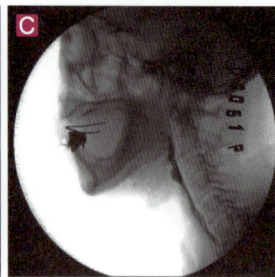

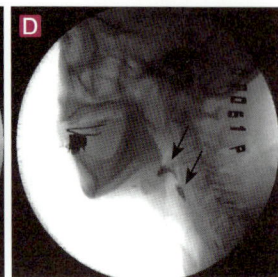

図6　症例2，発症後4年のVF
(A) 食塊形成は比較的良好．
(B) 食塊が咽頭に到達しても反射が起こらず，反射の遅れあり．
(C) 喉頭挙上も食道入口部の開大も比較的良好．
(D) 喉頭蓋谷および梨状窩に残留あり．

↓1年後

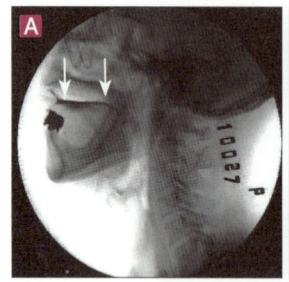

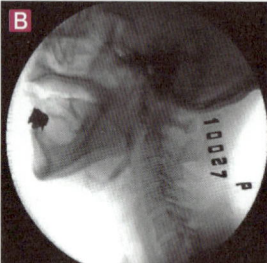

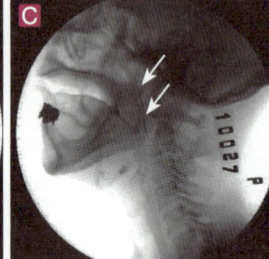

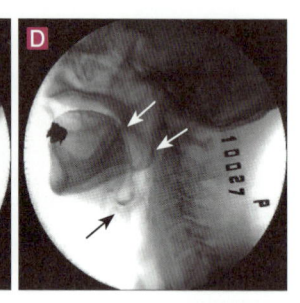

図7　症例2，発症後5年のVF 90°座位
(A) 食塊形成不良で咽頭への送り込みは困難で，口腔期が著明に延長．
(B) 嚥下反射が起こっても食道通過はみられない．
(C) 食塊の鼻咽腔への逆流を認める．
(D) 口腔，咽頭に残留あり．
＊頸部後屈ぎみになっている．

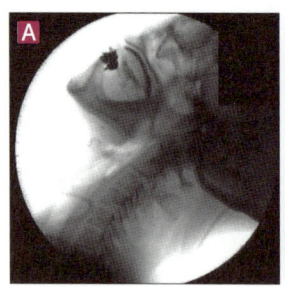

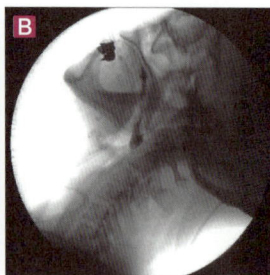

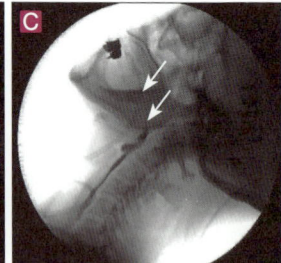

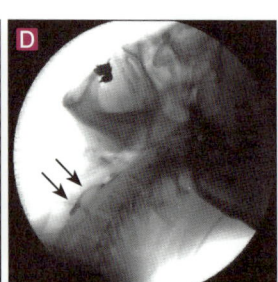

図8　症例2，発症後5年のVF リクライニング位30°
(A) 重力を利用し食塊の奥舌への送り込みは良好．
(B) 重力を利用し咽頭への送り込みはスムーズで口腔期時は著明に短縮．
(C) 食塊の食道通過を認める．
(D) 咽頭残留物の不顕性誤嚥を認める．

3. 進行性核上性麻痺（PSP）

- 初期は仮性球麻痺だが，進行につれて球麻痺をきたし嚥下障害は重篤となる（表2，図4〜9）．
- Alfonsiらは，PSPではPDと比較して食道入口部括約筋である輪状咽頭筋の弛緩時間が短縮または欠如していると報告[4]．PSPでより球麻痺症状が強いことが示唆される．

表2　VF所見の経時的変化（60歳代男性）（市原・他，文献3）

	発症後9年	9年7カ月	10年2カ月	11年6カ月	12年
口唇からのこぼれ	−	−	−	−	−
食塊形成不全	＋	＋	＋	＋	＋
早期咽頭流入	−	−	−	−	−
奥舌への移動不良	−	＋	＋	＋	＋
口腔内残留	＋	＋	＋	＋	＋
嚥下反射の遅延	＋	＋	＋	＋	＋
喉頭挙上不全	−	＋	＋	＋	＋
鼻咽腔閉鎖不全	−	−	＋	＋	＋
喉頭蓋閉鎖不全	−	−	−	＋	＋
喉頭侵入	＋	＋	＋	＋	＋
誤嚥	水分のみ	水分・ゼリー	全形態	全形態	全形態
むせ	＋	＋	＋	＋	＋
咽頭残留	＋	＋	＋	＋	＋
残留感	＋	＋	＋	＋	＋
食道入口部開大不全	−	−	−	＋	＋

初期には仮性球麻痺の所見が主で，進行に伴い喉頭挙上不全や鼻咽腔閉鎖不全，食道入口部開大不全など球麻痺特有の所見が出現し，誤嚥も全形態にみられるようになった．

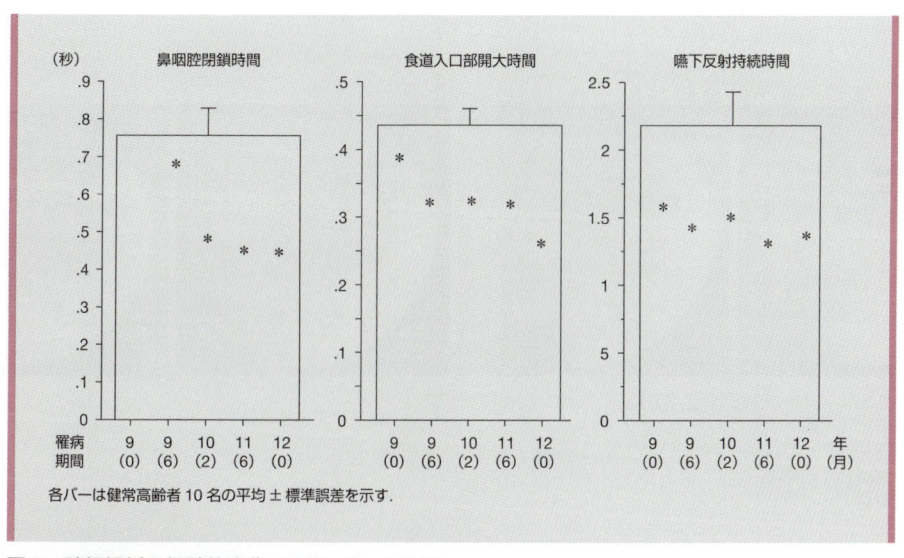

図9　時相解析の経時的変化（市原・他，文献3）
鼻咽腔閉鎖時間，食道入口開大時間，嚥下反射持続時間は経過とともに短縮がみられた．

進行性核上性麻痺における嚥下障害の責任病巣

- 黒質，青斑核，下オリーブ核，中脳水道周辺白質，橋核，視床下核，淡蒼球などの脳幹，基底核，小脳，大脳皮質など広範な変性．
- 頸部ジストニアによる喉頭蓋の虚脱，食塊コントロール不全，嚥下反射の遅延．

摂食嚥下障害対策

1. 増粘剤の効果

- 水分誤嚥のある患者→とろみ剤を入れ水分をペースト状にするだけで誤嚥を防げる場合あり．

症例3 70歳代女性，進行性核上性麻痺（図10，11） DVD3-3

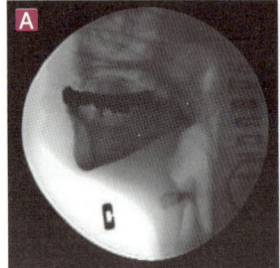

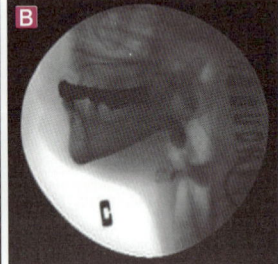

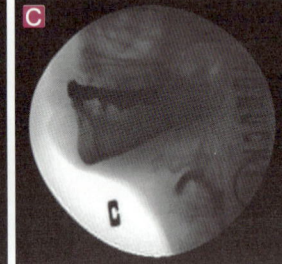

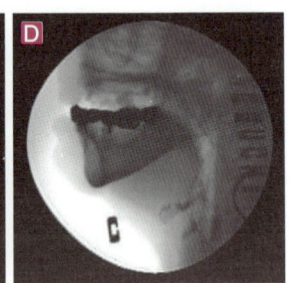

図10 症例3．水様検査食品でのVF
(A) 食塊形成および咽頭への送り込みはまずまず．
(B) 咽頭に食塊が侵入しても反射が起こらず反射の遅れを認める．
(C) 嚥下中の喉頭侵入を認める．
(D) 咽頭残留を認める．

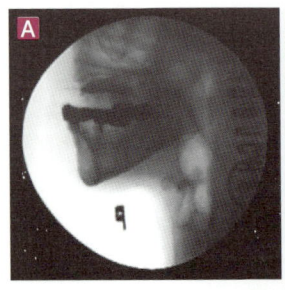

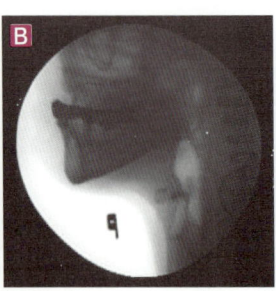

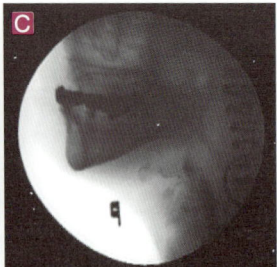

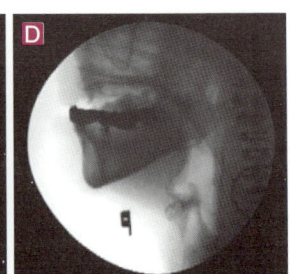

図11 症例3．ペースト状検査食品でのVF
(A) 食塊形成および咽頭への送り込みはまずまず．
(B) 咽頭に食塊が侵入しても反射が起こらず反射の遅れを認める．
(C) 喉頭侵入はほとんど認めない．
(D) 咽頭残留はほとんどみられない．

2. 頸部後屈位の矯正による嚥下障害の改善

症例4　80歳代男性，進行性核上性麻痺
（図12, 13）　DVD3-4

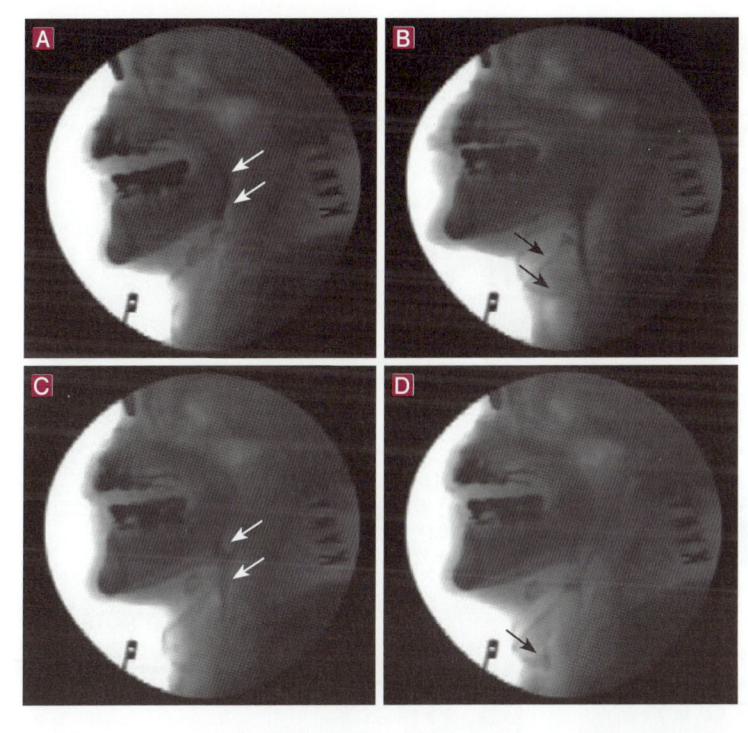

図12　症例4，頸部後屈位でのVF
(A) 食塊が咽頭に到達しても反射が起こらず，反射の遅れあり．
(B) 嚥下中，食塊の喉頭侵入および誤嚥を認める．
(C) 喉頭蓋谷，梨状窩に残留を認める．
(D) 咽頭残留物をさらに誤嚥している．

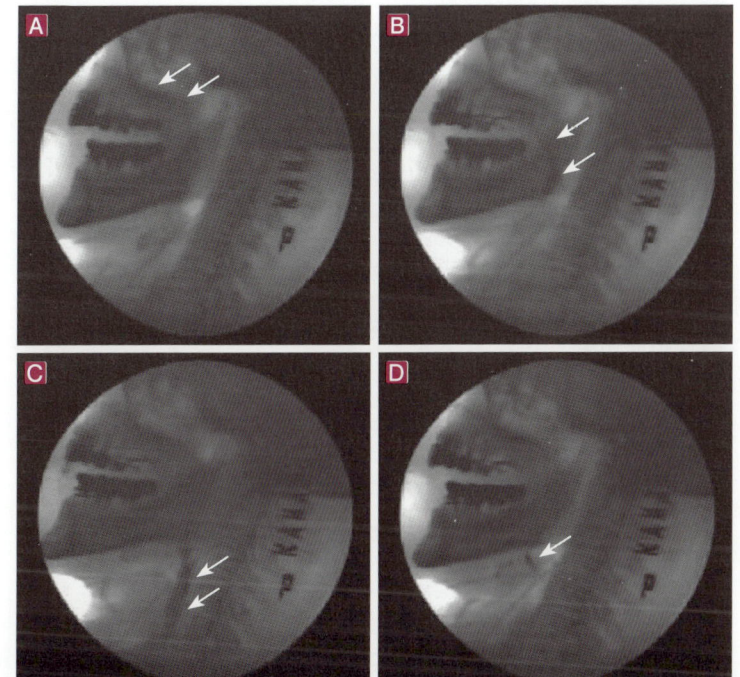

図13　症例4，30°リクライニング位による頸部前屈位
(A) 食塊の形成はあまりよくない．
(B) 食塊の咽頭流入時，喉頭挙上は開始しており反射の遅れはみられない．
(C) 食道入口部の開きは良好で喉頭侵入も認めない．
(D) 喉頭蓋谷に極少量の残留を認めるのみ．

3. 30°リクライニング位による口腔期の改善

症例5　70歳代女性，進行性核上性麻痺
（図14）　DVD3-5

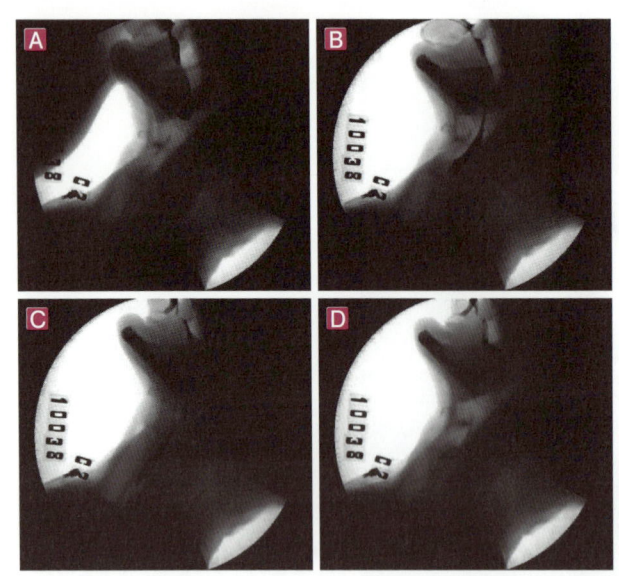

図14　症例5，30°リクライニング位でのVF
(A) 口腔期はほぼ廃絶しているがベッドアップ位なら送り込み可能．
(B) 咽頭に食塊が流入しても反射が起こらず，反射の遅れを認める．
(C) 反射自体は保たれており，咽頭の収縮も食道の開きも十分で，喉頭侵入や誤嚥を認めない．
(D) 咽頭残留を認めずクリアランスは良好．

4. 内的リズム障害に対して外部からのきっかけ

- メトロノームに合わせて咀嚼・嚥下することにより無動が改善することがある．
- 好きな物，食感の良い物，味のはっきりした物で無動が改善することがある．

5. 経管栄養

- 嚥下を妨げず，脱水や栄養障害による悪循環に陥らないためには，比較的早期にPEG造設を行い，経口摂取と併用することが望ましい．

6. 外科治療

- 唾液の誤嚥による肺炎・窒息のリスク→気管切開を行い，カフ付きサクションライン付き気管切開チューブを挿入．しかし，術後はさらに嚥下障害が増悪し経口摂取は不能となる．
- 発語障害が著明で経口摂取継続の希望がある場合は誤嚥防止術の適応となる．

7. 喉頭摘出術の効果

症例6　60歳代男性，進行性核上性麻痺
（図15, 16）　DVD3-6

3. 進行性核上性麻痺(PSP)

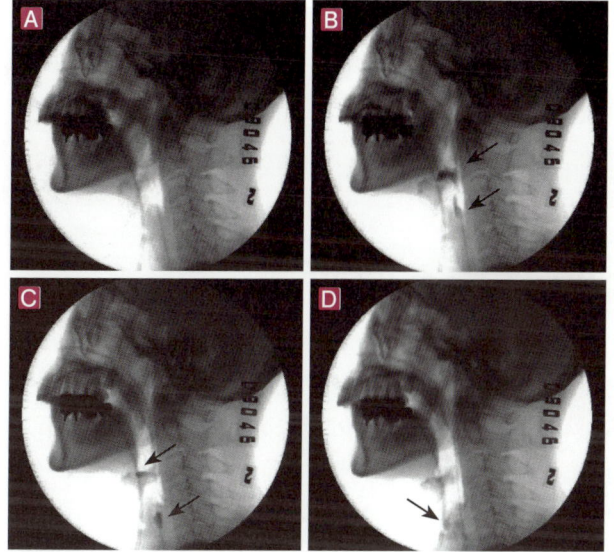

図15 症例6，喉頭摘出前VF
(A) 食塊形成不全，送り込みの障害を認める．
(B) 嚥下反射の遅れが著しく，梨状窩に食塊が到達しても反射を認めない．
(C) 嚥下反射後，咽頭残留あり．
(D) 咽頭残留物の誤嚥を認める．

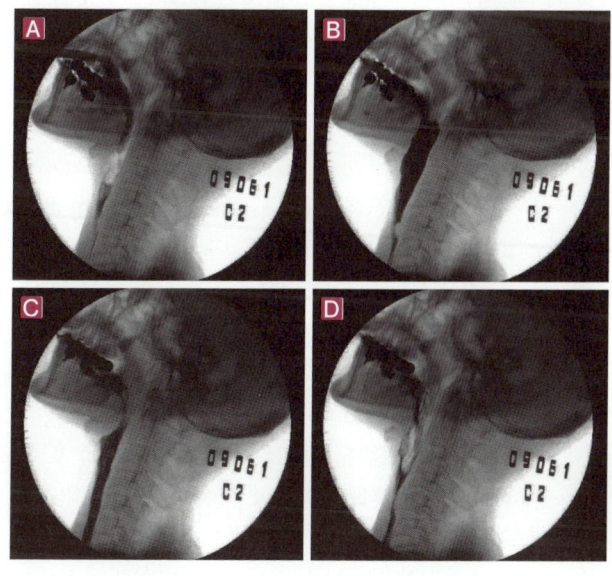

図16 症例6，喉頭摘出後VF
(A) 口腔期は全廃しており奥のほうに流動食を流し込むことで咽頭に送り込んでいる．
(B) 嚥下反射の遅れが著しく，咽頭いっぱいに食塊が貯留している．
(C) 反射が起こると食道入口部の開きは良好で大量の食塊も一気に通過．
(D) 咽頭内残留は少量でクリアランス良好．

参考文献

1) 市原典子：進行性核上性麻痺患者における嚥下障害の特徴と対策．医療，59：491-496, 2005.
2) 市原典子・他：videofluorographyをもちいたパーキンソン病，進行性核上性麻痺の嚥下障害の検討．臨床神経学，40：1076-1082, 2000.
3) 市原典子，藤井正吾：進行性核上性麻痺の嚥下障害の評価と治療．神経内科，56：156-163, 2002.
4) Alfonsi E, et al：Electrophysiologic patterns of oral-pharyngeal swallowing in parkinsonian syndromes. *Neurology*, 68：583-589, 2007.

■ **執筆者** 市原 典子

4 脊髄小脳変性症（SCD）

脊髄小脳変性症の概要

1. 概　要

- 脊髄小脳変性症（spinocerebellar degeneration：SCD）は運動失調を主症状とする進行性の神経変性疾患の総称．
- 有病率は10万人あたり7〜10人，遺伝性が約3割を占める．
- SCDの臨床症状や程度は病型によってさまざまで，運動失調だけでなく錐体路障害，錐体外路障害，自律神経障害，摂食嚥下障害など多彩．
- 近年，分子遺伝学の発展によってSCDの原因遺伝子が明らかとなり，病型の確定が可能となった．病因により，主に遺伝性と孤発性（非遺伝性）に大別される．

2. 遺伝性脊髄小脳変性症

- 遺伝性SCDの約70％について，病因遺伝子が同定されている．
- わが国の遺伝性SCDは脊髄小脳失調症（spinocerebellar ataxia：SCA）3型と6型が多い．ただし，地域差があり，信州ではSCA31が多数を占める．
- SCA3では若年〜中年に小脳性運動失調を初発症状とする．さらに，錐体路障害，錐体外路障害（ジストニア，アテトーゼ），筋萎縮なども認める．これらの症状は摂食嚥下機能にも大きく影響する．脳MRIにて小脳や脳幹に萎縮を認める．ATXN3遺伝子内のCAGリピート延長が原因である（患者では45回以上）．
- SCA6は純粋小脳失調型であり，緩徐進行の小脳症状が主体である．比較的高齢発症（50歳以降）で，生命予後も良好である．脳MRIにて小脳萎縮を認める．CACNA1A遺伝子内のCAGリピート延長が原因である（患者では20〜33回）．

3. 孤発性脊髄小脳変性症

- 大半が多系統萎縮症（multiple system atrophy：MSA）である．
- MSAは小脳症状で発症するものをMSA-C，パーキンソニズムで発症するものをMSA-Pと分類する方法が広く用いられており，わが国ではMSA-Cは60〜70％を占める．
- MSA-Cの初発症状は小脳性運動失調が多く，経過中に錐体路障害，錐体外路障害，自律神経障害が加わる．
- また，MSAの中には自律神経症状が主体のケースも存在し，Shy-Drager（シャイ・ドレーガー）症候群は自律神経障害が優位なMSA-Pの一型である．特にわが国では特定疾患の申請書類において，臨床的に分類されている．
- Shy-Drager症候群は起立性低血圧，排尿障害，失神，発汗障害，便秘，陰萎などの自律神経症状で初発し，経過とともに自律神経障害が広範になり，小脳性運動失調や錐体外路徴候が加わる．
- 脳MRIでは，MSA-Cにおいて橋下部の変性

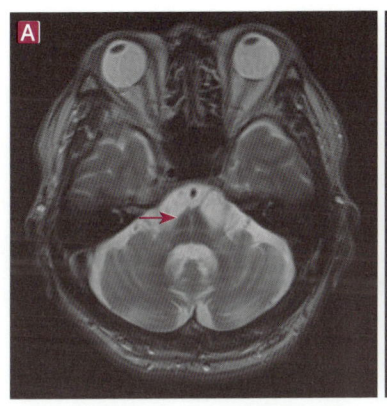

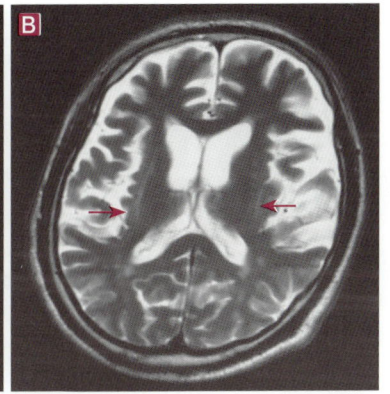

図1　MSA患者の脳MRI所見
(A) 脳幹十字サイン．(B) 被殻外側のスリット状の高信号．

萎縮を反映し，T2強調画像にて脳幹十字サインを認める．また，小脳も萎縮している．MSA-Pでは，被殻外側にスリット状のT2高信号を特徴とする（図1）．
● MSAの機能予後や生命予後は不良であり，発症から介助歩行，車椅子，寝たきりまでの中央値はそれぞれ3年，5年，8年とされている[1]．
● 進行すれば肺炎を合併することも多く，呼吸器関連疾患によって死亡する患者は24％，また肺炎の既往を有する患者も3割ほど存在する[2]．
● 孤発性皮質性小脳萎縮症（cortical cerebellar atrophy：CCA）は中年以降に発病する．
● 脳MRIでは小脳のみに萎縮を認める．臨床症状も小脳症状が中心で，進行は緩やか．パーキンソニズムや自律神経障害が出現することは稀である．従来，家族歴がないためCCAと考えられてきた患者で，SCA6やSCA31の遺伝子異常が判明することが多くなっている．

脊髄小脳変性症の摂食嚥下障害

1. 遺伝性脊髄小脳変性症(SCA3, SCA6)における出現頻度

● 問診などの主観的検査による嚥下障害の出現はSCA3患者が70％以上と高率で，誤嚥性肺炎で死亡する患者は約90％との報告がある[3,4]．
● SCA6の嚥下障害は8〜50％と報告によりばらつきがある[4,5]．

2. SCA3，SCA6の嚥下障害の特徴（図2，3）

● 筆者らは日本摂食嚥下リハビリテーション学会の評価（3：正常−1：重度障害）に基づき，VFを用いて比較検討し報告した[6]．症例数を追加した解析結果を以下に示す．
・口腔期（口唇閉鎖，食塊形成，奥舌への送り込み）はSCA3とSCA6で統計学的な有意差は認めず．ただし，障害されている割合はSCA3で多い傾向．
・咽頭期（咽頭収縮，喉頭挙上，喉頭蓋谷や梨状窩への食塊残留の有無や程度，誤嚥の程度）はSCA3のほうが有意に低下．一方，SCA6はSCA3ほど重症ではないが，咽頭期の障害が観察された．
・総合的な嚥下障害の重症度分類であるDys-

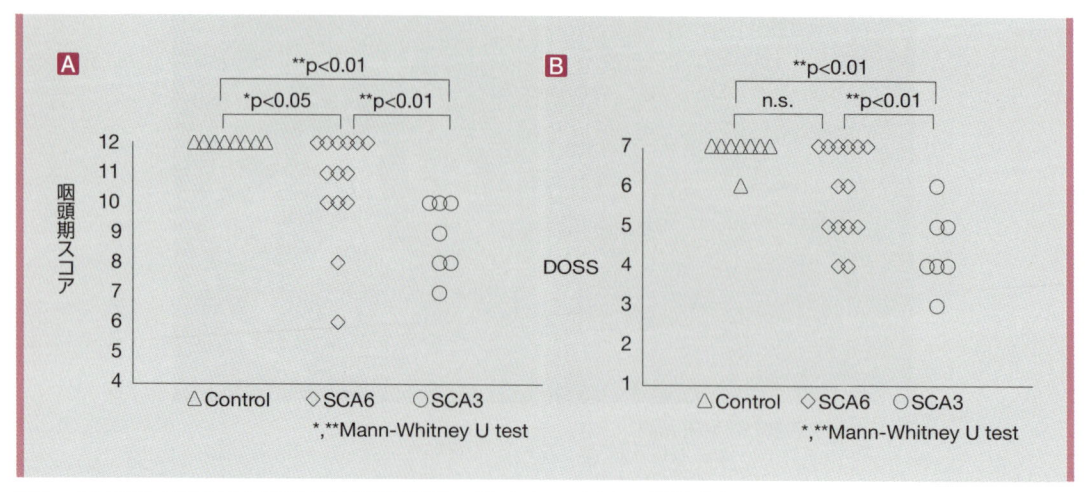

図2 SCA3およびSCA6におけるVF咽頭期スコア（A），DOSSの相関（B）

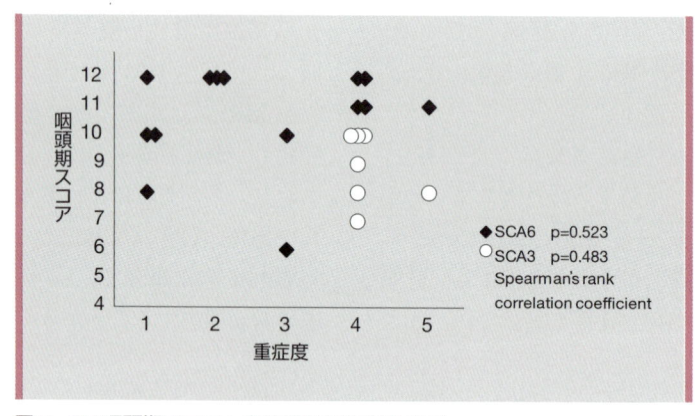

図3 VF咽頭期スコアと身体機能重症度の相関

phagia Outcome Severity Scale（DOSS，7：正常－1：重度障害）[7]でもSCA3のほうが有意に低値．
・身体機能の重症度[8]と咽頭期障害は，SCA3およびSCA6ともに相関を認めず．
・嚥下機能と原因遺伝子内CAG反復回数との相関もなし．
・嚥下機能の悪化により，SCA3はSCA6に比べて胃瘻造設の割合は有意に多かった．
・しかしながら，SCA6でも罹病期間1年で独歩可能なレベルであっても不顕性誤嚥をきたす場合がある．

以上の所見は，SCA3とSCA6ともに嚥下障害の程度や重症度を，身体機能，遺伝子異常，罹病期間などから推定することは危険であり，その評価にはVFを行う必要性があることを意味する．

3. 孤発性脊髄小脳変性症（MSA，CCA）の嚥下障害の病態・出現頻度

● UMSARS（unified MSA rating scale）を用いたMSAの嚥下障害重症度は，日常生活能力や身体機能と関連がある[9]．
● MSAにおける主観的な嚥下障害の出現は平均67カ月（6～109カ月），嚥下障害が出現してから死亡するまでの期間は平均15カ月であ

る（6〜68カ月）[10].
- しかしながらMSAの嚥下障害は個人差が大きく，また罹病期間や身体機能に依存しない場合もある．嚥下機能低下は先行期，口腔期，咽頭期，食道期の各期に渡り，多様な障害像を呈する．
- CCAは小脳症状が中心であり，進行は緩やかである．嚥下機能障害も軽度で進行は遅い．軽度であるが明らかな嚥下障害が認められる場合もあり，注意が必要である．

4. 孤発性脊髄小脳変性症（MSA，CCA）の嚥下障害の特徴

- MSAの嚥下機能障害は食塊の口腔〜咽頭への移送，次いで舌根部の運動障害，食塊の口腔内保持，喉頭挙上の低下の順であり，パーキンソン病の嚥下機能障害と類似している[11].
- 病初期はパーキンソニズムの影響により口腔期障害が出現しやすく，病後期には失調とパーキンソニズムが合併し，咽頭期障害も顕著になる[12].
- 罹病期間5年以上のMSAでは，嚥下圧測定にて食道入口部の弛緩不全が認められる[13].
- 自律神経症状が優位なMSA患者は，食事摂取により低血圧をきたすことがある（食事性低血圧）．食中や食後に失神を起こすため，窒息の危険性がある．高度の起立性低血圧や食事性低血圧を認める患者は，嚥下機能に応じた望ましい姿勢が取れないという問題も生じる．重症例では頭部のみ挙上した姿勢で摂取することもある．

脊髄小脳変性症における嚥下造影所見

1. 特徴

- 先行期：上肢の協調運動障害や測定障害による摂食動作障害，失調による体幹や頸部の不安定性．
- 口腔期：舌の協調運動障害による食塊形成および舌の送り込み障害，口腔内保持障害による嚥下反射前の咽頭流入，口腔内残留．
- 咽頭期：嚥下反射の遅延，咽頭収縮の減弱，喉頭挙上の不良，喉頭侵入，顕性誤嚥，不顕性誤嚥，喉頭蓋谷の残留，梨状窩の残留，食道入口部弛緩不全．
- 食道期：蠕動運動の低下，食道内逆流．

2. 症例

SCA3（20歳代男性，罹病期間9年，車椅子移動）（図4A） DVD4-1

- 先行期：運動失調やジストニアにより安定した体幹保持が困難．コップを持つ際は上肢に運動失調が出現し，円滑に口元へコップを持っていくことが困難．
- 口腔期：水分嚥下では口唇閉鎖は可能であるが，舌運動は弱く緩慢なため，食塊の保持や奥舌への送り込みは困難．頸部を後方に反らすような代償運動が認められる（図5A）．ゼリーでは口腔内の食塊移送は可能．
- 咽頭期：嚥下反射は惹起するが舌骨の移動は不良．咽頭前壁と後壁の接触はみられるものの，喉頭挙上は極めて小さく，喉頭蓋も十分に反転せず（図5B）．嚥下反射に合わせて食道入口部も開大しているが，通過は少量．頻回に嚥下動作（空嚥下）を行っているが咽頭には残留が多い（図5C）．食塊の食道通過に時間を要す．喉頭閉鎖が十分に得られないが，VF上明らかな誤嚥の所見は認められない．
- 食道期：正常．

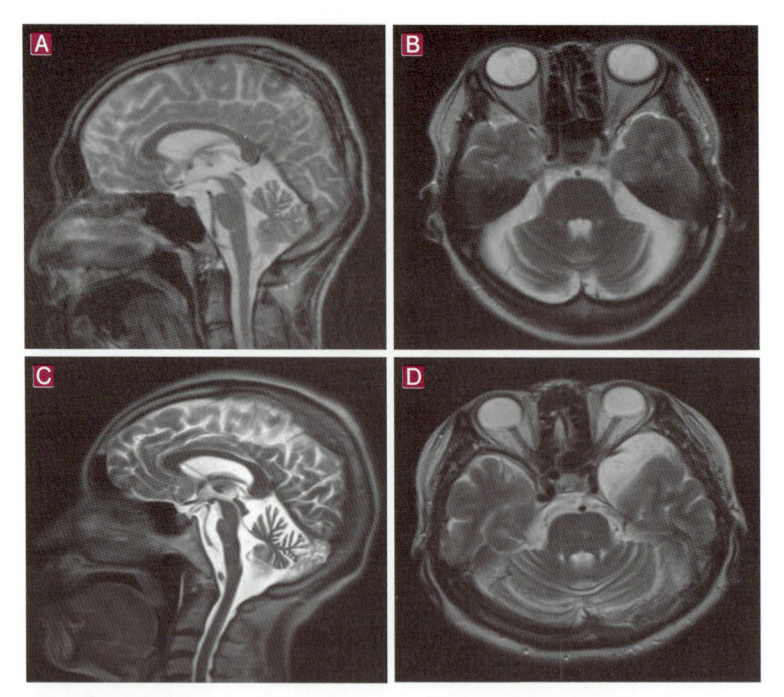

図4 脳MRI所見
(A) SCA3患者のMRI-T2強調矢状断像．中脳，橋，小脳に萎縮を認める．
(B) SCA6患者のMRI-T2強調冠状断像．小脳皮質・虫部に萎縮を認め，第4脳室の拡大を認める．
(C) MSA-C患者のMRI-T2強調矢状断像．橋に高度の萎縮を認め，小脳にも中等度の萎縮を認める．
(D) CCA患者のMRI-T2強調冠状断像．小脳皮質・虫部に萎縮を認め，第4脳室の拡大を認める．

SCA6（50歳代女性，罹病期間13年，歩行器移動）（図4B） DVD4-2

- 先行期：検査中は一貫して姿勢は安定しており，上肢にわずかな失調を認めるものの摂食動作は円滑である．
- 口腔期：水分でも口腔〜咽頭まで一気に送り込むことが可能．口唇閉鎖や舌での食塊保持も良好．
- 咽頭期：嚥下反射惹起のタイミングもよく，咽頭収縮も十分であり，嚥下後の喉頭蓋谷や梨状窩の残留もみられない．バリウムの量を増やし自由嚥下した場合では，嚥下反射惹起が遅延し梨状窩に食塊が到達してから反射が起こっている．咽頭収縮は弱く食道通過が少なくなり，咽頭内の残留が認められる（図6）．バリウムゼリーでも同様で，摂取量が多いと咽頭残留がみられる傾向であるが，明らかな誤嚥や喉頭侵入は認められない．
- 食道期：正常．

MSA-C（60歳代女性，罹病期間6年，車椅子移動）（図4C） DVD4-3

- 先行期：不随意運動による頭頸部の不安定性あり．
- 口腔期：舌の失調により奥舌への送り込みに時間を要す（特に水分）．送り込みは複数回で少量ずつである．バリウムの量が増えると，奥舌への送り込みの際に頸部を後方に反らすような代償運動が出現．
- 咽頭期：嚥下反射惹起の遅れ，咽頭収縮力の低下による喉頭侵入を認める（図7A）．喉頭挙上は不全，咽頭残留が認められる．咽頭残留物は複数回の空嚥下でもクリアにならず，徐々に喉頭に侵入し，結果的に誤嚥となるがむせはみ

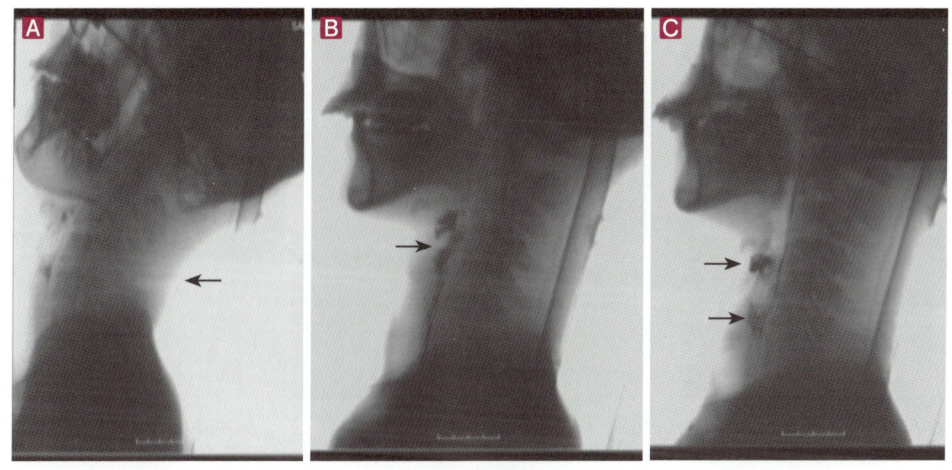

図5 SCA3患者の代償運動（頸部後屈）（A），喉頭蓋反転不良（B），ゼリー残留（C）

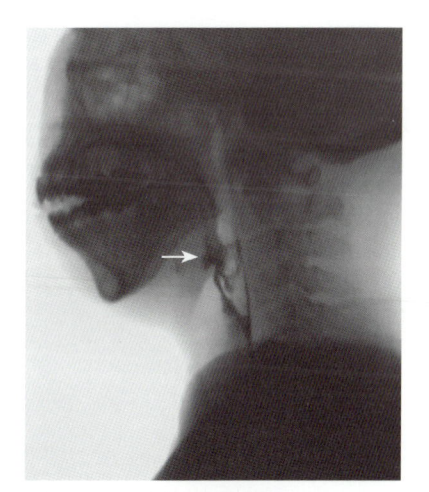

図6 SCA6患者の咽頭残留

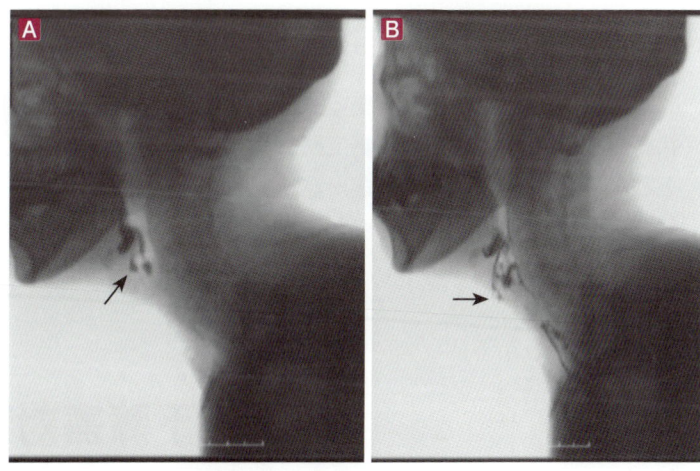

図7 MSA-C患者の喉頭侵入（A），不顕性誤嚥（B）

られない（不顕性誤嚥）（**図7B**）．
● 食道期：正常．

MSA-P（60歳代女性，罹病期間3年，車椅子移動）　DVD4-4

● 先行期：上肢体幹に振戦はみられず，摂食動作に問題なし．また中等度の認知機能低下（MMSE 17/30）があるものの，摂食嚥下への影響は少ない．
● 口腔期：舌や口唇に不随意運動はみられず，口唇閉鎖も可能．しかし舌の動きは緩慢で，特に舌根部の後退運動が小さく，食塊移送も遅い．

● 咽頭期：5mlの液体にて不顕性誤嚥を認める（**図8**）．嚥下反射惹起は遅延し，舌骨の前上方移動は不十分で咽頭収縮の減弱，喉頭挙上の不全を認める．喉頭蓋は十分に反転せず喉頭を閉鎖していないため，嚥下中に誤嚥をきたしている．また嚥下後の梨状窩への残留が多く，喉頭への逆流がみられる．
● 食道期：正常．

CCA（60歳代女性，罹病期間6年，介助歩行にて移動）（図4D）　DVD4-5

● 先行期：摂食行為に問題なし．

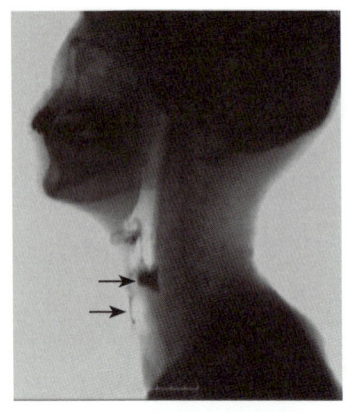

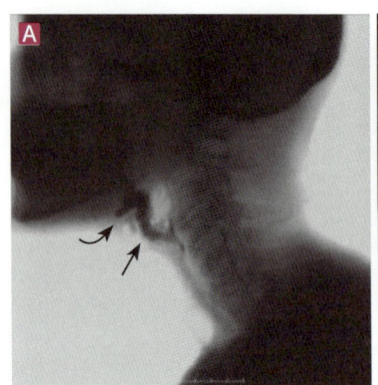

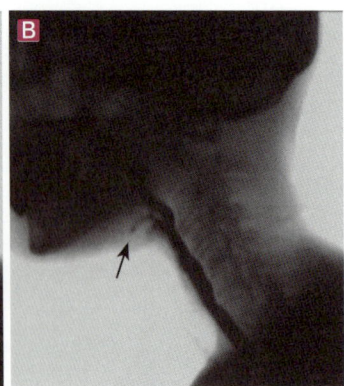

図8 MSA-P患者の誤嚥と梨状窩への残留　　図9 CCA患者の嚥下反射惹起遅延（A），喉頭侵入（B）

- 口腔期：口腔から咽頭まで一気に送り込むことが可能．口唇閉鎖や舌での食塊保持も良好．
- 咽頭期：嚥下反射惹起のタイミングもよく，咽頭収縮も十分であり，嚥下後の喉頭蓋谷や梨状窩の残留もない．しかし，再度同条件で嚥下をした際には，嚥下反射の惹起が遅延し反射の前にバリウムが喉頭へ侵入しており，嚥下機能の変動が認められる（図9A）．

特にバリウムの量を増やすと，反射惹起以前にバリウムは食道入口部の上まで流入し，喉頭へも侵入．その後，反射は惹起するが咽頭収縮が小さく，咽頭の前壁と後壁の接触が十分ではない．喉頭挙上も小さく，喉頭が十分に閉鎖していない（図9B）．咽頭の食物残留が認められるが，1回の空嚥下ではクリアになっていない．
- 食道期：正常．

摂食嚥下障害対策

- 脊髄小脳変性症を障害部位により小脳のみが障害される「小脳障害型」（SCA6，CCAなど）と錐体路を含む多系統の神経が障害される「多系統障害型」（SCA3，MSA）に大別すると，小脳障害型では舌の協調運動障害による食塊形成や保持，送り込みに障害をきたすものの嚥下障害は軽度で進行も緩やかである．多系統障害型では，錐体外路障害としての動作緩慢や筋強剛による舌運動障害，錐体路障害として仮性球麻痺が嚥下に大きく関与し，嚥下障害は重症化しやすい．
- これらの障害は個々にさまざまな割合で混在するため，遺伝性，孤発性を問わず脊髄小脳変性症患者では，病型や罹病期間，食事場面での

むせの有無にかかわらず定期的に機能評価をし，患者や家族と情報を共有したほうがよい．
- 特に評価で得られた情報を十分に活用し，先行期から食道期のどの期が障害されているのかを検討したうえで，患者1人ひとりに合った対策を立てる．

1. 姿　勢

- 理想体位は，可能な限り90°に近い姿勢で頸部の軽度屈曲位である．仰臥位では30〜45°のギャッジアップ，同時に下肢部分もギャッジアップし殿部が滑らないようにする．
- 体幹や頭頸部の失調により姿勢が不安定な場

合は，ヘッドレストや枕を利用し座位を安定させる．
● 背もたれのある椅子を利用し，クッションを複数組み合わせて腕や脇の下に入れてもよい．

2. 食事形態

● 食物形態は口腔内でまとまりやすい食物や密度が均一な食品が適している．また，口腔や咽頭を通過する際に変形しやすく，なおかつ粘膜に付着しにくいものがよい．例えば，ゼラチンゼリーやテリーヌ，ムース状のものなどである．
● 反対にパサパサしている，硬い，口腔内でバラバラになる，水分と固形物が分離する食物は適さない．例えば，ナッツ類，海苔，おから，高野豆腐，3分粥，5分粥などである．
● 餅や蒟蒻は噛み切れず窒息しやすいため，避ける．
● 吸って食べる麺類も摂食嚥下障害患者には困難さがある．
● とろみをつける際には均質で粘性が強くないほうが望ましい．

3. 食事環境の調整や介助

● 食事に集中できるようにテレビやラジオは消し，静かな環境を作る．
● 急かしたり，突然話しかけないようにする．
● 摂食動作の補助の際は，患者と介助者の目線が同じになるように座る．
● 上肢に失調症状を認める場合，食器選択も重要である．お椀のように口の広い食器で液体を飲む際には，たとえ両手で持ってもこぼしやすく，口腔へ取り込むタイミングや一口量の調整も難しい．
● 口腔に食べ物を詰め込まないように一口量を減量する．または小さめのスプーンを利用する．ただし，スプーンが小さすぎると摂食に時間を要し，食事の後半に疲労をきたすこともあるので，適宜調整する．
● 咽頭残留がある場合は複数回嚥下（食物を嚥下してから，さらに2～3回嚥下を繰り返す）や交互嚥下（固形物を水分やゼリーと交互に嚥下する）を促し，残留量を軽減させる．咳払いでもよい．その際は喀出物を確認する．
● 喀出能力の低下している患者や咽頭期障害が明らかな患者では，吸引器を用意することも欠かせない．
● 食事時間全般を通じて，摂食ペースを守り，嚥下に理想的な軽度の頸部前屈を維持するように声かけを行う．
● 食事性低血圧をきたすMSA患者に対しては，食事前後に血圧を測定し，吸引器を準備する．低血圧になった際は速やかに横になり，食後1時間程度は安静臥位を保つ．経口摂取の際は少量をゆっくり摂取する．1日の食事を4～5回に分けてもよい．食事内容によって血圧低下の程度に差が生じることもあり，食事内容を見直す（炭水化物の割合を減らし，タンパク質と脂質の多い食事にする）．
● 起立性低血圧に対しては，室内温度が高温にならないように注意する．運動を制限し安静にする．脱水や低栄養にならないようにし，水分や塩分を多めに摂るよう心がける．
● 血圧低下が最大となる時間帯には個人差があるため，血圧モニターなどでの十分な観察，家族およびスタッフへの注意喚起が必要である．
● 食事性低血圧の薬物治療としては，交感神経刺激性の昇圧剤（メトリジン）や，血漿量増加薬（フルドロコルチゾン）が使われる．また，即効性のある薬剤としてADH類似薬（ピトレシン）の点鼻薬（保険適応外）がある．
● 経口摂取におけるリスク管理は非常に重要であり，複数のスタッフが共通の認識をもったうえで介助や指導を行わねばならない．

4. 機能訓練

- 脊髄小脳変性症に対する訓練の目標は，残存機能の維持である．
- 主に，廃用性萎縮や筋力低下を予防する目的で嚥下関連筋群，呼吸筋，四肢体幹筋群の機能訓練を行う．
- 嚥下機能に直接関連する訓練としては，口腔・顔面・舌・咽喉頭の協調運動や巧緻性の改善訓練を行う．また筋力の維持および増強訓練も実施する．
- 誤嚥を予防する目的で，呼吸訓練や咳嗽訓練を行う．深呼吸や息止め，発声の持続により声門コントロールを強化する．また腹圧をかけた咳払い，随意的な咳払いも行う．
- 起立性低血圧の場合は，座位や立位での咳き込み，いきみは血圧低下を招くため，咳払い訓練や息こらえ訓練は避ける．

　SCDは進行性疾患であり，嚥下障害も徐々に進行していく．しかし，継続的な評価，指導，訓練を行うことで誤嚥性肺炎を予防することが可能である．特に進行が速いMSAでは経管による栄養管理や胃瘻造設の選択を余儀なくされる場合も多いが，評価に基づいた判断を適切な時期に行わなければならない．

参考文献

1) Watanabe H, et al : Progression and prognosis in multiple system atrophy. *Brain*, 125 : 1070-1083, 2002.
2) Papatetropoulos S, et al : Causes of death in multiple system atrophy. *J Neurol Neurosurg Psychiatry*, 78 : 327-329, 2007.
3) Rub U, et al : Degeneration of ingestion-related brainstem nuclei in spinocerebellar ataxia type 2, 3, 6 and 7. *Neuropathol Appl Neurobiol*, 32 : 635-649, 2006.
4) Schols L, et al : Spinocerebellar ataxia type 6 : genotype and phenotype in German kindreds. *J Neurol Neurosurg Psychiatry*, 64 : 67-73, 1998.
5) Takahashi H, et al : A clinical and genetic study in a large cohort of patients with spinocerebellar ataxia type 6. *J Hum Genet*, 49 : 256-264, 2004.
6) Isono C, et al : Differences in dysphagia between spinocerebellar ataxia type 3 and type6. *Dysphagia*, 28 : 413-418, 2013.
7) O'Neil KH, et al : The Dysphagia Outcome and Severity Scale. *Dysphagia*, 14 : 139-145, 1999.
8) 厚生省特定疾患運動失調症調査研究班：総括研究報告・平成3年度研究報告．1992.
9) Fernagunt PO, et al : Ambiguous mechanisms of dysphagia in multiple system atrophy. *Brain*, 135 : 1-3, 2012.
10) Muller J, et al : Progression of dysarthria and dysphagia in postmortem-confirmed parkinsonian disorders. *Arch Neurol*, 58 : 259-264, 2001.
11) Higo R, et al：Videofluoroscopic and manometric evaluation of swallowing function in patients with multiple system atropy. *Ann Otol Rhinol Layngol*, 112 : 630-636, 2003.
12) Higo R, et al：Swallowing function in patients with multiple-system atrophy with a clinical predominance of cerebellar symptoms（MSA-C）. *Eur Arch Otorhinolayngol*, 262 : 646-650, 2005.
13) 肥後隆三郎：神経・筋疾患における摂食・嚥下障害．口咽科，24：17-20, 2011.
14) 藤谷順子・鳥羽研二（編者）：誤嚥性肺炎．抗菌薬だけに頼らない肺炎治療．医歯薬出版，2011.
15) 松田　暉（監修），野﨑園子（編集）：摂食嚥下ケアがわかる本．エピック，2013.
16) 難病情報センターホームページ：www.nanbyou.or.jp

■執筆者　磯野　千春・平野　牧人・中村　雄作

5 筋萎縮性側索硬化症（ALS）

筋萎縮性側索硬化症の概要

1. 概要

筋萎縮性側索硬化症（amyotrophic lateral sclerosis：ALS）は，運動ニューロンが選択的に全身性に侵され，進行性の経過をたどる神経変性疾患．

2. 臨床像

- 有病率は10万人に7～11人程度．
- 発症年齢は60～70歳代が多く，男性に多い（1.3～1.4倍）．
- 初発部位は上肢筋，下肢筋，球筋，呼吸筋とさまざま．
- 経過は筋力低下と筋萎縮が徐々に全身に広がる．
- 予後は気管切開での人工呼吸管理なしでは平均3年．

3. 合併症

- 呼吸不全（換気障害）　｝生命にかかわる
- 嚥下障害
- クランプ（こむらがえり）
- 易疲労性
- 流涎
- 不眠
- 便秘・排尿障害
- 関節痛
- めまい・難聴

筋萎縮性側索硬化症の摂食嚥下障害 （嚥下・栄養管理のポイント）

ALSの嚥下・栄養管理のアルゴリズムを図1に示した．

1. FRSsw4：正常な食生活の時期

- 初診時から嚥下・栄養・呼吸のモニタリングを開始し，障害が軽度な時期から，摂食嚥下障害食指導などの介入を行う．
- 感覚障害がなく，認知機能障害も少ないため，患者の訴えの信頼性が高い．→患者の訴えを聴取することが重要．患者が食べやすいとする摂食方法や形態を尊重する．
- 口腔期から進行する場合（図2），咽頭期から進行する場合（図3），両者が同時に進行する場合（ DVD5-1 ③）がある．咽頭期先行型の場合は，症状の進行が他覚的にわかりにくく要注意．不顕性誤嚥をきたす場合もある．→早期からの嚥下造影（VF）などによる客観的評価

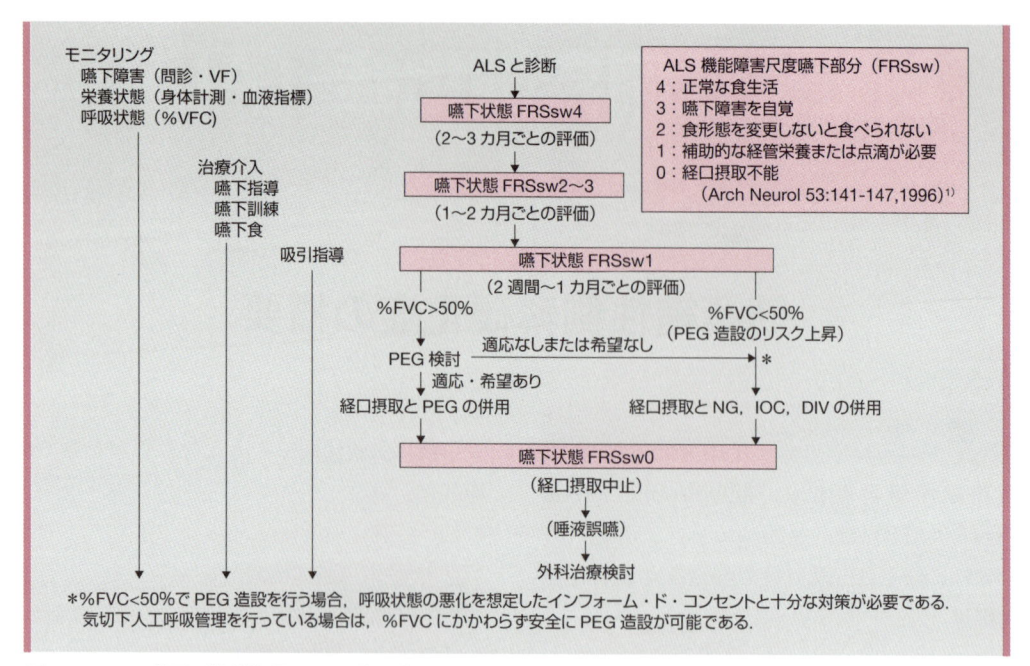

図1 ALSの嚥下・栄養管理のアルゴリズム（市原，文献2）

が望ましい（表1，図4）．
● 初期のALSで代謝が亢進．
・FRSsw4の時期から栄養指標が低い．
・疾患進行による筋肉量の低下のため身体測定指標が使用できない．

→この時期から，血液学的指標による栄養管理が必要（図5）．
● 呼吸と嚥下は協調関係にあり，障害は互いの悪化要因となる．→呼吸機能（%FVC）も同時にモニターすることが重要．

症例1　60歳代女性，ALS，口腔期先行例（図2） DVD5-1 ①

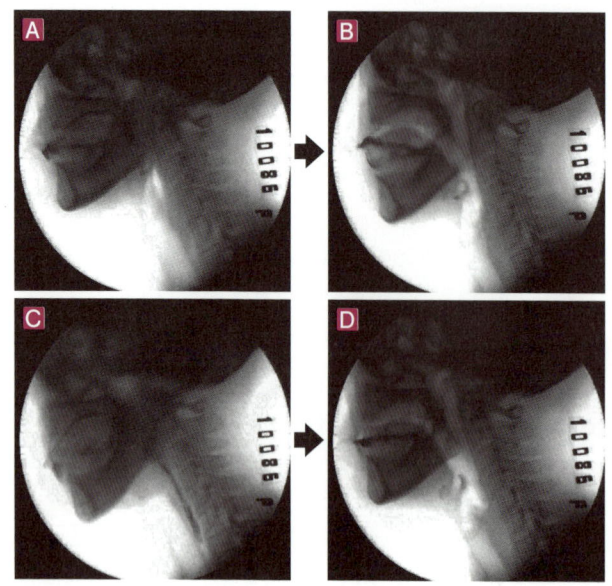

図2 症例1，口腔期先行例
(A) → (B) 口腔期は著明な障害あり．食塊形成が不良で口腔内一杯に食塊が広がる．
(C) → (D) 咽頭期の機能は保たれている．鼻咽腔の閉鎖，咽頭の収縮は良好で，咽頭残留も認めない．

5. 筋萎縮性側索硬化症（ALS）

症例2　40歳代男性，ALS，咽頭期先行例（図3）　DVD5-1 ②

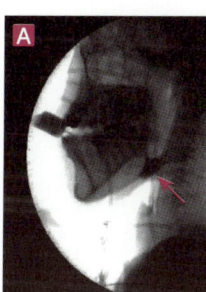

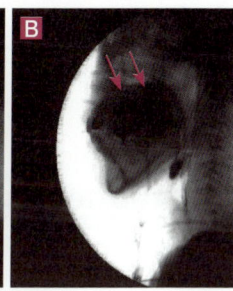

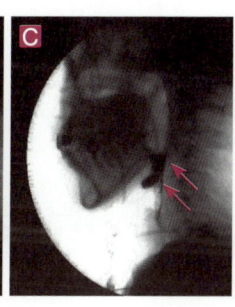

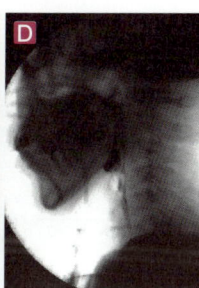

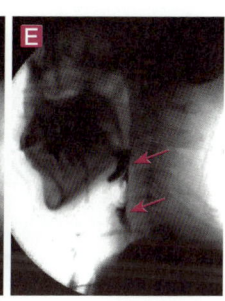

図3　症例2，咽頭期先行例
(A) 咽頭に前回嚥下時の残留あり．(B) 食塊形成は良好．(C) 食塊咽頭流入も嚥下反射遅延．
(D) 嚥下反射時，食塊は食道を全く通過せず鼻咽腔へ逆流あり．
(E) 咽頭内に著明な残留あり．口腔期は保たれているが，咽頭期は著明に障害されている．

症例3　70歳代女性，ALS，口腔期・咽頭期同時進行例　DVD5-1 ③

表1　VF所見（当院成績　未発表データ　n=36）

口腔期	(%)	咽頭期	(%)
口からのこぼれ落ち	16	嚥下反射の遅延	65
食塊形成不全	35	喉頭挙上不全	54
早期咽頭流入	14	鼻咽腔閉鎖不全	57
奥舌への移動不良	49	喉頭侵入	54
口腔内残留	76	少量誤嚥（不顕性誤嚥）	14（40）
		咽頭残留（残留感）	57（48）
		食道入口部開大不全	46

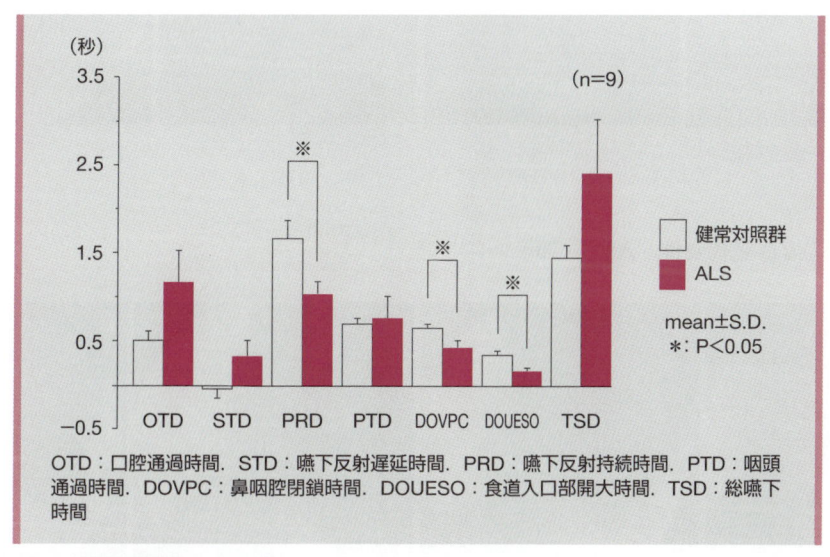

OTD：口腔通過時間．STD：嚥下反射遅延時間．PRD：嚥下反射持続時間．PTD：咽頭通過時間．DOVPC：鼻咽腔閉鎖時間．DOUESO：食道入口部開大時間．TSD：総嚥下時間

図4　VF時相解析（市原，文献3）
誤嚥をきたしている9症例のALSで健常対照群と比較して，嚥下反射持続時間，鼻咽腔閉鎖時間，食道入口部開大時間の有意な短縮を認め，誤嚥の原因として嚥下反射の減弱が示唆された．

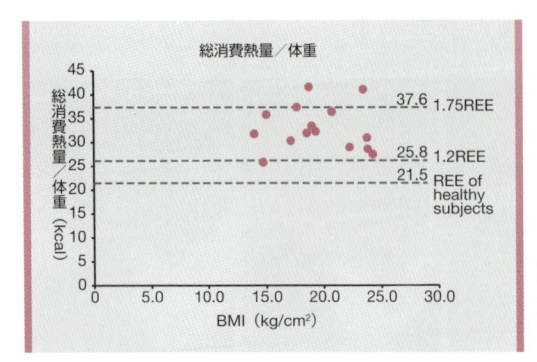

図5 ALS患者の総消費熱量（TEE）／体重（清水・他，文献4）
二重標識水法によるTEE測定の結果，体格指数（BMI）の程度にかかわらず，体重あたりのTEEは高値を示しており，代謝の亢進が示唆される．

2. FRSsw3〜1：嚥下障害を自覚〜点滴や経管栄養の時期

各段階に応じた摂食嚥下食指導を進めるとともに，適切な時期に経管栄養方法の選択・導入を行う．

- 運動神経のみの障害で感覚障害はきたさない．
・代償嚥下を自ら獲得することが多く，しかも非常に有用である．
- ALS46名の検討では，代償嚥下は30名（67％）にみられた．
・頸部突出嚥下　19名（63％）
・複数回嚥下　13名（43％）
・頸部前屈嚥下　5名（17％）
・その他の代償法　4名（13％）

症例4　40歳代男性，ALS，頸部突出（図6）DVD5-2 ①

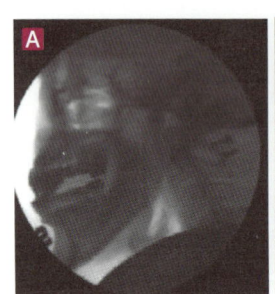

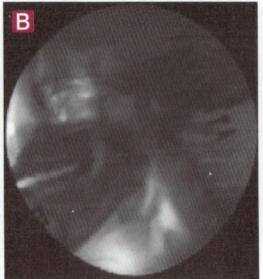

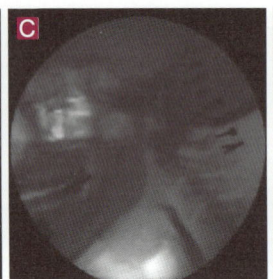

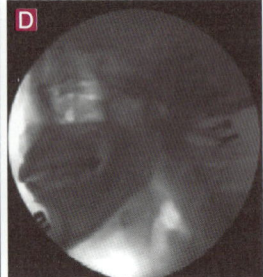

図6　症例4，頸部突出
嚥下反射の瞬間（B, C）に頸部を突出させ，食道入口部開大不全を代償している．

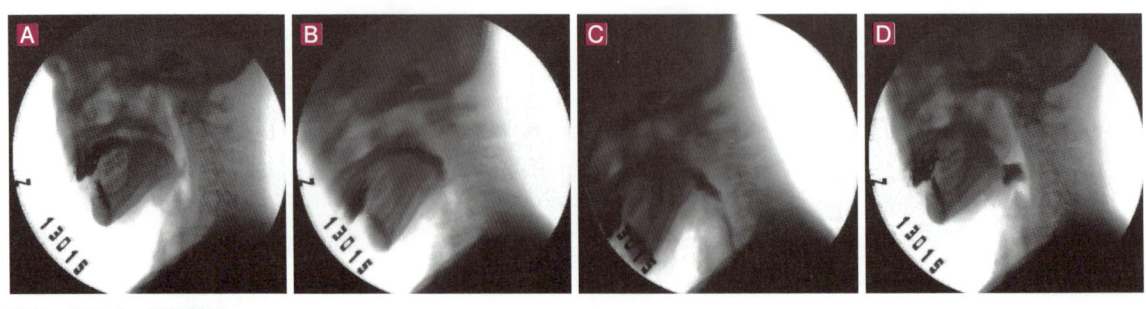

症例5　70歳代女性，ALS，頸部前屈（図7）DVD5-2 ②

図7　症例5，頸部前屈
嚥下の瞬間（B, C）に頸部を前屈させている．

5. 筋萎縮性側索硬化症（ALS）

:: 症例6　70歳代男性，ALS　分割嚥下
DVD5-2 ③

口腔内の食塊を，あえて分割し少しずつ咽頭に送り込んでいる．

:: 症例7　70歳代男性，ALS　メンデルゾーン手技類似の代償嚥下（図8）
DVD5-2 ④

1回の口腔→咽頭→食道の食塊送り込みに対して，喉頭挙上は1回のみだが著明に挙上時間の延長を認め，その間2回の連続した咽頭収縮がみられる．

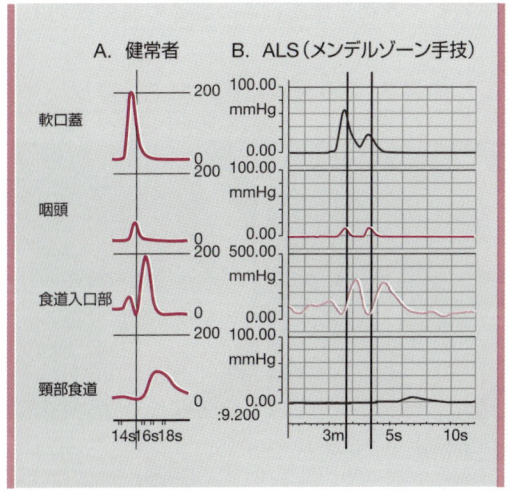

図8　症例7の嚥下圧
（A）健常者では咽頭収縮の直前に軟口蓋の挙上，咽頭収縮と同時に食道入口部開大が起こり，その後，食道入口部の収縮，頸部食道の収縮と伝搬する．
（B）メンデルゾーン手技類似の代償嚥下を獲得したALS症例では，1回の嚥下に対し2回の連続した咽頭収縮を認めた．

:: 口腔・咽頭の各障害に合った嚥下調整食の提供が有用（図9）

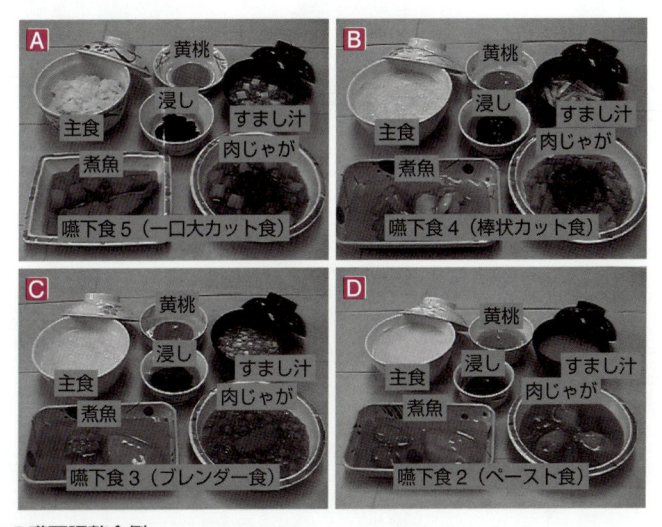

図9　ALSの嚥下調整食例
(A) 一口大カット食：固い物や繊維の多いものは素材として使用しない．大きなものは1口大にカット．
(B) 棒状カット食：棒状にカットした素材を歯茎で潰せる程度まで軟らかくしたもの．
(C) ブレンダー食：(B) を刻んだもの．
(D) ペースト食：(C) をさらに裏ごしして粒をなくしたもの．
　　（A～Dすべてに離水を防ぐためにとろみ剤を加えたうえ，流動性を高めるために滑りのよいとろみあんをかけている）
(E) ゼリー食：開始食としてのゼリー（写真なし）

とろみあん使用による食品の流動性向上 ⓒDVD5-3 ①

症例8　80歳代女性，ALS，ブレンダー食（図10, 11）ⓒDVD5-3 ②，③

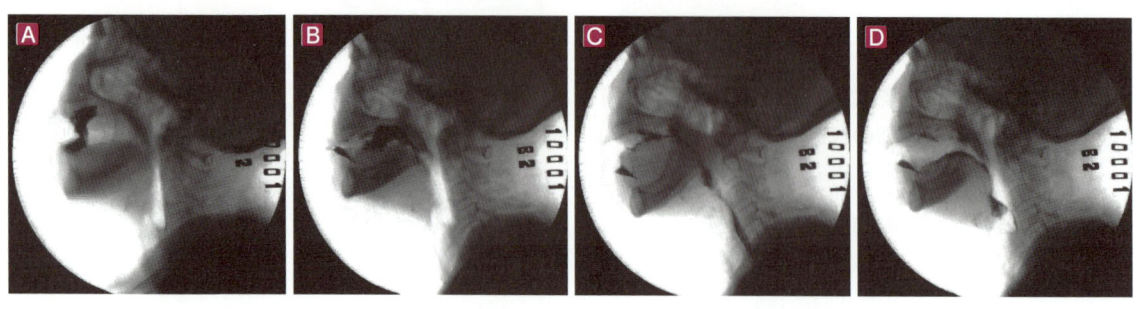

図10　症例8，とろみあん（−）
食事の付着性が高いため，口腔内や咽頭内に付着し残留が多い．

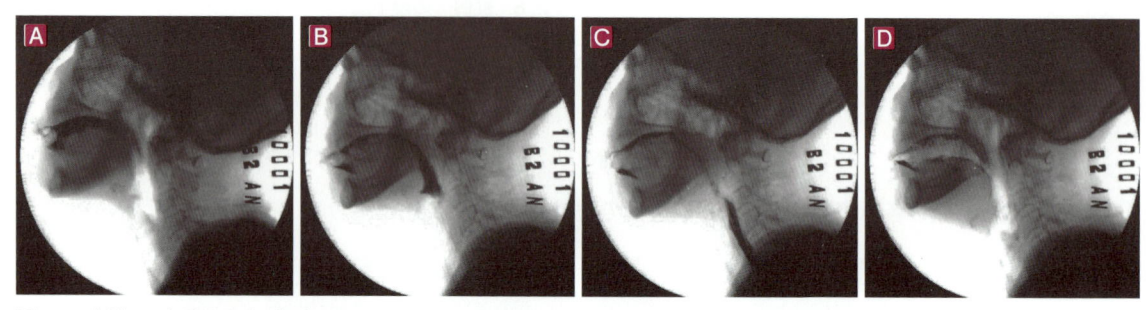

図11　症例8，とろみあん（＋）
食事の付着性が下がり，口腔の残留が減少し，咽頭に残留を認めない．

嚥下訓練は有効か？

- ALSでは筋肉が疲労しやすいため，過度の運動は症状悪化の原因となる．

＜嚥下反射誘発部位冷却刺激の効果＞（図12〜14）

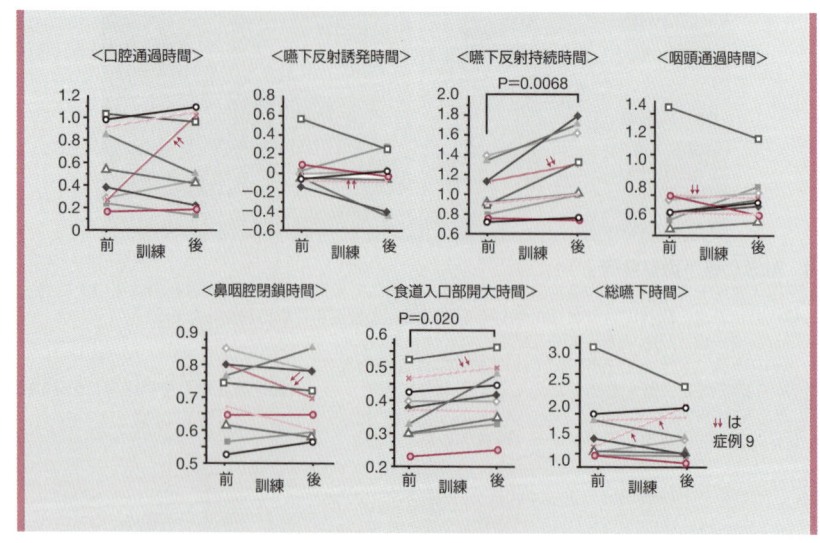

図12　ALSにおける嚥下反射誘発部位冷却刺激の訓練効果（市原，文献5）
嚥下反射持続時間と食道入口部開大時間の有意な延長を認め，嚥下反射の増強効果が示唆された．

5. 筋萎縮性側索硬化症（ALS）

❖ 症例9　60歳代女性，ALS，嚥下反射誘発部位冷却刺激前後の変化（図13, 14）　DVD5-4 ①, ②

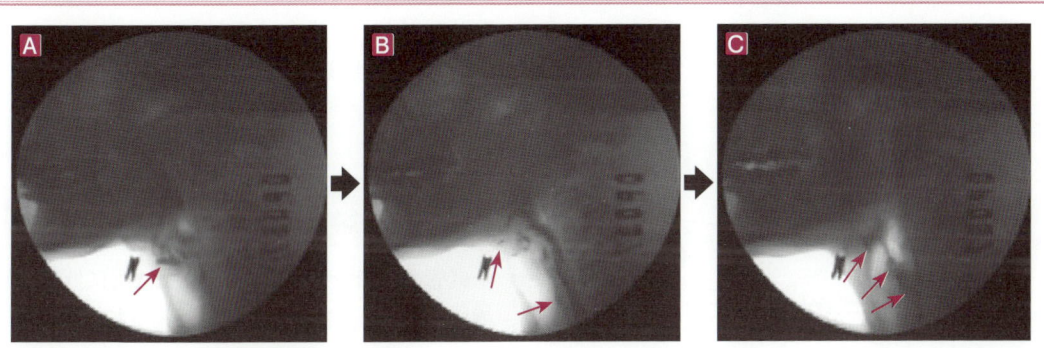

図13　症例9，嚥下反射誘発部位冷却刺激前
(A) 嚥下反射誘発前に造影剤が喉頭に侵入．
(B) 嚥下中，喉頭侵入・誤嚥を認める．
(C) 喉頭蓋谷・梨状窩に，造影剤の残留を認める．

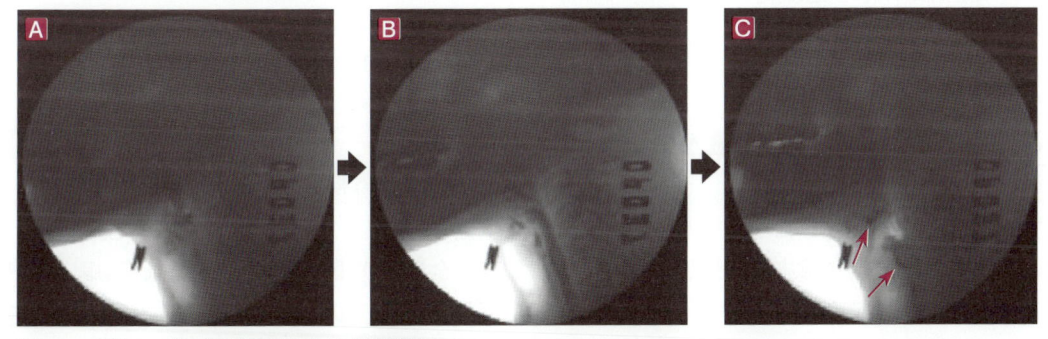

図14　症例9，嚥下反射誘発部位冷却刺激後
(A) 反射は遅延しているが，喉頭侵入は認めない．
(B) 喉頭侵入・誤嚥を認めない．
(C) 咽頭内残留は少量である．

＜口腔期訓練の効果＞（図15～17）

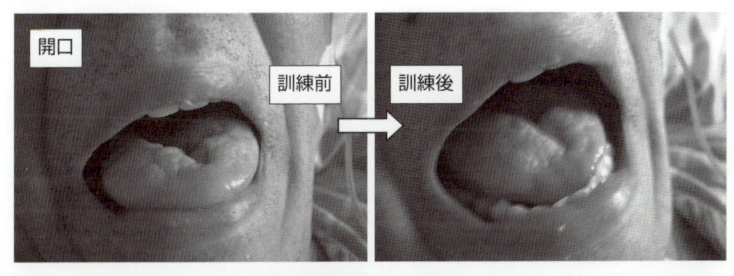

図15　口腔期訓練による可動性の改善

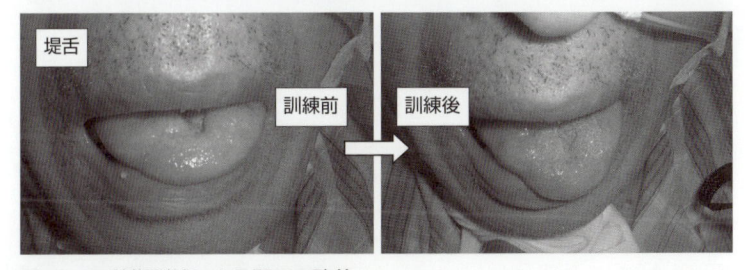

図16　口腔期訓練による開口の改善
口腔期訓練により，堤舌に改善を認める．

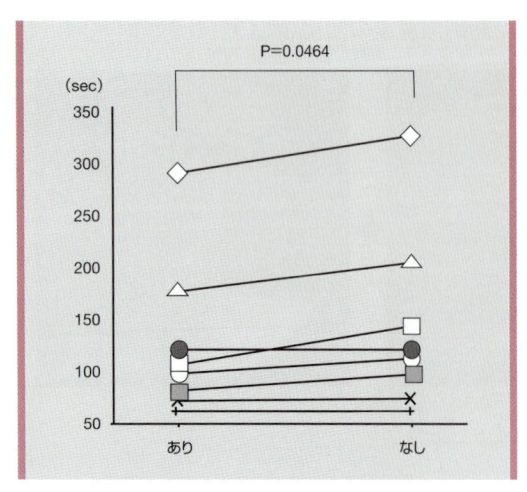

図17　口腔期訓練による摂食時間への影響（市原，文献2）
他動的口腔期訓練によって，摂食時間の有意な短縮を認めた．

補助栄養を適確な時期に導入するか否かが，予後を左右する

- 経口にて経腸栄養剤を補う．
- 経鼻経管栄養：嚥下障害を助長し，感染の原因となることもある．
- 間欠的経口経管栄養：告知の有無や受容の程度によらず導入可能で合併症のリスクも低い
→チューブが嚥下を妨げない，鼻腔，口腔，咽頭の衛生が保てる，違和感が少なく外観もよい，嘔吐反射が強い場合はできない
- 胃瘻：内視鏡的造設を安全に行えるのは％FVC50％まで．

3. FRSsw0：経口不能の時期

- 経管のみでの栄養管理を行うとともに外科的治療法を選択し，適切な時期に手術を行う．

経腸栄養剤のみでの栄養

- 四肢全廃，人工呼吸管理下のALSでは，安静時消費量は減少している（Harris-Benedict式で算出したBMI×活動係数0.85）（表2）．電解質・微量元素の不足症例も少なくないので要注意．

嚥下の外科治療

- 気管切開術，誤嚥防止術（気管食道吻合術／喉頭全摘術）（図18）がある．気管切開は局所麻酔で15〜20分の手術だが，症例によっては嚥下障害の増悪を認める（図19，20）．誤嚥防止術は全身麻酔で3〜4時間を要する．

表2　安静時代謝率（RMR）と二重標識水法（DLW）により測定された総消費量（TEE）

ID	RMR 算出 Harris-Benedict式 (kcal/day)	食事摂取基準より (kcal/day)	ガンプール（身長体重より）(kcal/day)	ガンプール（体組成より）(kcal/day)	実測 (kcal/day)	TEE DLW (kcal/day)	TEE/RMR Harris-Benedict式	食事摂取基準より	ガンプール（身長体重より）	ガンプール（体組成より）	Measured*
1	1506	1503	1444	1275		1094	0.73	0.73	0.76	0.86	
2	1308	1157	1305	1101	923	1138	0.87	0.98	0.87	1.03	1.23
3	1360	1272	1353	1113		932	0.69	0.73	0.69	0.84	
4	1077	1113	1135	1147		1299	1.21	1.17	1.14	1.13	
5	957	898	1034	970	808	927	0.97	1.03	0.90	0.96	1.15
6	839	806	940	822		862	1.03	1.07	0.92	1.05	
7	1036	1090	1118	959		970	0.94	0.89	0.87	1.01	
8	970	752	787	716		681	0.70	0.91	0.87	0.95	
9	1049	927	903	779		714	0.68	0.77	0.79	0.92	
10	989	944	834	733	691	724	0.73	0.77	0.87	0.94	1.05
mean	1109	1046	1085	966	807	934	0.85	0.91	0.87	0.97	1.14
SD	211	228	226	190	116	201	0.18	0.16	0.12	0.09	0.09
CV(%)						20%	16%	13%	9%	6%	

＊簡易熱量計にて測定

（Ichihara, et al，文献6）

5. 筋萎縮性側索硬化症（ALS）

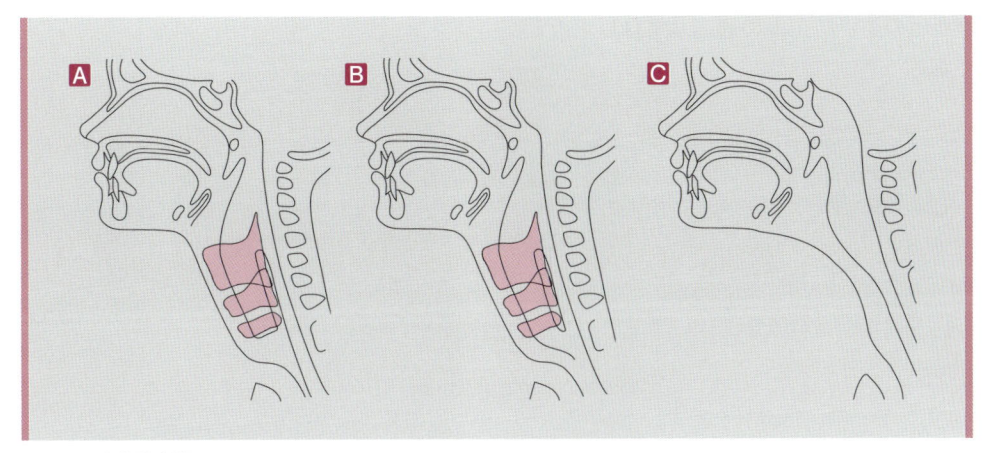

図18　誤嚥防止術
(A) 喉頭気管分離術：気管を途中で切断し，上部は閉じて下部は永久気管孔として開口する．
(B) 気管食道吻合術：気管を途中で切断し，上部は食道に吻合し下部は永久気管孔として開口する．
(C) 喉頭全摘術：喉頭をすべて一塊として摘出する．

症例10　70歳代女性，ALS，気管切開前後の変化（図19, 20）　DVD5-5 ①，②

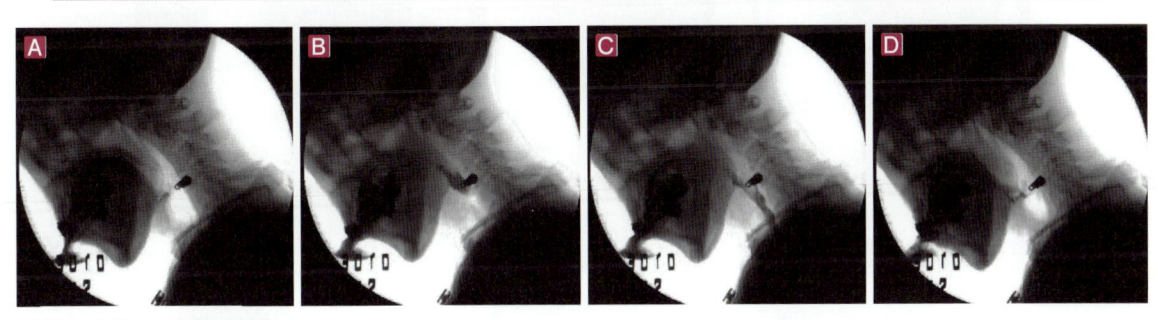

図19　症例10，気管切開前
(A) 咽頭への送り込み不良あり．
(B) 咽頭に食塊が流入するが反射が遅延．
(C) 食道入口部の開大は良好．
(D) 咽頭内に残留を認めない．

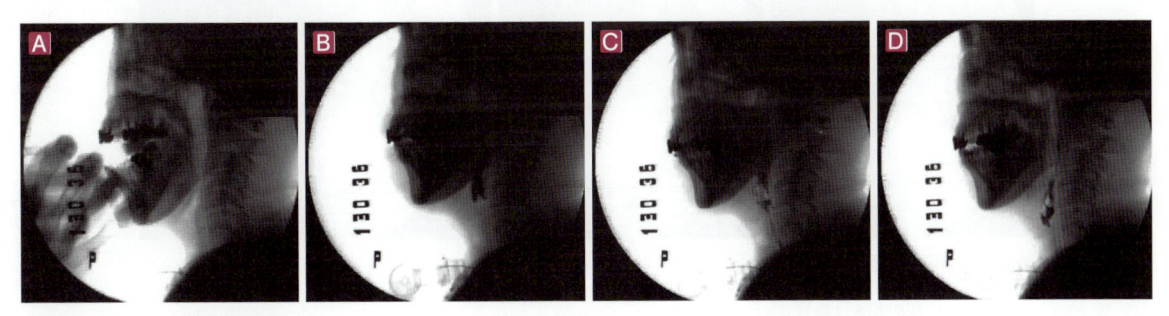

図20　症例10，気管切開後
(A) 食塊が送り込めないため，注射器で注入．
(B) 咽頭に食塊が流入するが反射が遅延．
(C) 食道入口部の開大は不良．
(D) 咽頭内に多量に残留を認める．

●神経疾患の誤嚥防止術の適応基準は以下のとおりである．

1. 難治性の嚥下障害および誤嚥があり，保存的対処（食形態の工夫，嚥下訓練）により十分な改善が望めない
2. 音声言語でのコミュニケーションが困難で，回復の見込みがない
3. 十分に説明を受け，同意が得られたもの
4. 誤嚥が著明で，誤嚥性肺炎の既往があり今後も誤嚥性肺炎を併発する可能性が高い
5. 下記のうち2つ以上を認める
1) 誤嚥性肺炎を併発する可能性が高い
2) 喀痰量が多く頻回の喀痰吸引を必要とし，本人または介護者が疲弊している
3) 経口摂取を強く希望している
* 1．2．3．4 または 1．2．3．5．を満たすものを適応とする．
　ただし，手術困難例は除外する．
（「政策医療ネットワークを基盤とした神経疾患の総合的研究」より）[7]

症例11　60歳代男性，ALS，喉頭摘出前後の変化（図21，22）DVD5-6 ①，②

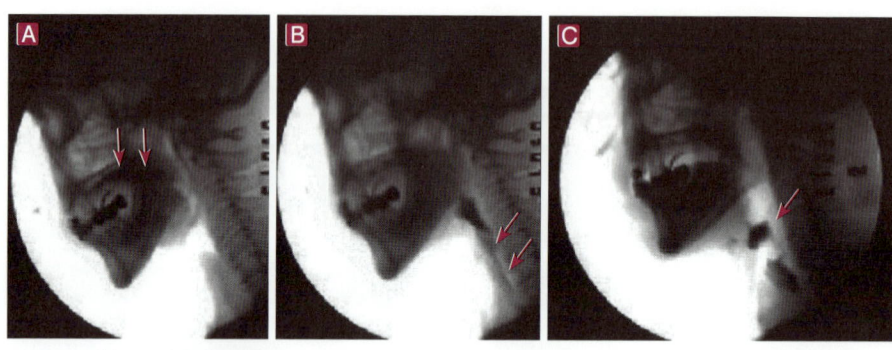

図21　症例11，喉頭摘出前
(A) 口腔期の機能は残されており，食塊形成は良好．
(B) 食道入口部開大不全のため，食塊はほとんど食道に送り込めない．
(C) 咽頭内に多量に残留を認める．

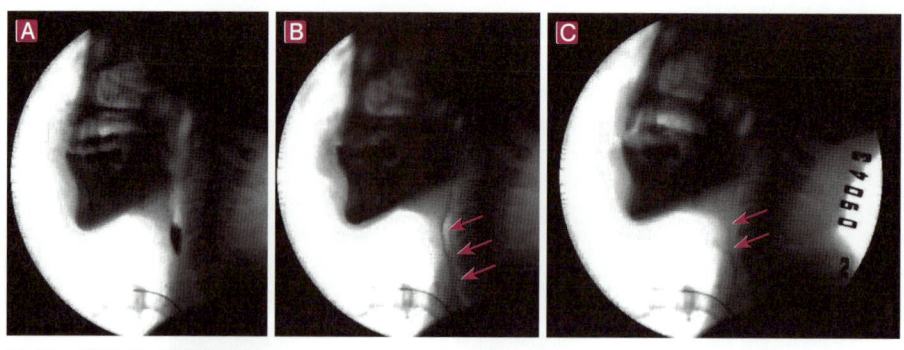

図22　症例11　喉頭摘出後
(A) 食塊が咽頭内に流入する際，反射の遅延あり．
(B) 食道入口部の開大は良好．
(C) 咽頭内に残留を認めない．

参考文献

1) ALS CNTF Treatment Study（ACTS）PhaseⅠ-Ⅱ Study Group：The amyotrophic lateral sclerosis functional rating scale. *Arch Neurol*, 53, 141-147, 1996
2) 市原典子：筋萎縮性側索硬化症の摂食・嚥下障害―ALSの嚥下・栄養管理マニュアル―. 医療, 61：92-98, 2007
3) 市原典子, 後藤理恵子, 市原新一郎：筋萎縮性側索硬化症における嚥下障害の外科治療. 医療, 59：120-125, 2005
4) 分担研究者 清水俊夫 東京都立神経病院 脳神経内科・研究協力者 高田和子, 市原典子, 長岡詩子, 石田千穂, 信國圭吾：筋萎縮性側索硬化症における二重標識水法を用いた総消費熱量測定. 厚生労働科学研究費補助金 難治性疾患克服研究事業「希少性難治性疾患患者に関する医療の向上及び患者支援のあり方に関する研究」班（代表西澤正豊），平成24年度 総括・分担研究報告書. pp125-127.
5) 市原典子・他：ALSおよびPDの嚥下障害における, 嚥下反射誘発部位アイスマッサージの効果に関する検討. 臨床神経学, 46：1024, 2006
6) Ichihara N, et al：Energy requirement assessed by doubly-labeled waater method in patient with advanced amyotrophic lateral sclerosis managed by tracheotomy positive pressure ventilation. *Amyotrophic Lateral Sclerosis*, 13：544-549, 2012.
7) 箕田修治・他：神経難病患者の嚥下障害に対する喉頭気管分離術／気管食道吻合術―有用性と適応基準―. 厚生労働省精神・神経疾患研究委託費.「政策医療ネットワークを基盤にした神経疾患の総合的研究 総括研究報告書. pp104-106, 2006.
8) 日本神経学会「筋萎縮性側索硬化症診療ガイドライン」作成委員会：筋萎縮性側索硬化症診療ガイドライン2013. pp104-115, 南江堂, 2013.

■執筆者　市原　典子

6 球脊髄性筋萎縮症（SBMA）

球脊髄性筋萎縮症の概要

- 球脊髄性筋萎縮症〔Spinal and Bulbar Muscular Atrophy（SBMA），Kennedy-Alter-Sung disease〕は，性染色体劣性遺伝形式を呈する下位運動ニューロン疾患．
- 発症者は男性のみであり，女性保因者は通常無症状．
- 有病率：10万人あたり1～2人程度．
- X染色体上のアンドロゲン受容体遺伝子内にあるCAGのリピートが，38以上に異常延長．
- 表現促進現象：CAGのリピート数と発症年齢・臨床的重症度との間に逆相関．
- 症状：四肢の筋力低下および筋萎縮，球麻痺，女性化乳房や耐糖能異常，高脂血症など．
- 神経症候：顔面，舌，四肢近位部優位の筋萎縮・筋力低下と筋収縮時の著明な筋線維束性収縮が主症状．手指の振戦や筋痙攣が筋力低下の発症に先行することがある．声帯麻痺による短時間の呼吸困難．進行すると摂食嚥下障害，呼吸機能低下などがみられ，呼吸器感染を繰り返す[1]．
- 男性ホルモンが神経障害に関与し，睾丸萎縮，女性化乳房などアンドロゲン不全症候を示す．
- 血液検査では，CKが高値を示すことが多い．
- 神経症候は緩徐進行性で，日本人のデータによると[2]初発症状は振戦が多く，発症後約10年で筋力低下，30～60歳ごろ構音・嚥下障害が出現．発症15年程度で歩行困難，60歳ごろから肺炎を発症する．
- 日本人の平均死亡年齢は65歳．
- 直接死因は，誤嚥性肺炎や声帯麻痺による窒息など．
- 治療：男性ホルモン抑制療法について臨床試験が進行中．

球脊髄性筋萎縮症の摂食嚥下障害

- 咬筋の萎縮，顔面筋力低下，舌萎縮などの球麻痺．
- 内舌筋の萎縮と後舌面・舌根などの外舌筋の萎縮が緩徐に進行．
- 誤嚥を引き起こす．
- 舌萎縮の程度に比して，舌運動は比較的保たれる（ALSとの違い）．
- 嚥下造影所見
  ① 鼻咽腔閉鎖不全が顕著．
  ② 舌根後方運動が減少．
  ③ 咽頭クリアランスが低下．
  ④ 咽頭期惹起の遅延はみられない．
- 緩徐進行性のため，明らかな嚥下機能低下がみられるにもかかわらず，嚥下障害や鼻咽腔逆流の自覚が少なく，クリアランス低下を代償するかのように複数回嚥下が目立つ．誤嚥につい

ても肺炎発症まで気づかないことが多い．しかし，重症例になると顕著な咽頭クリアランスの低下からの嚥下後誤嚥，喉頭下垂や舌根後方運動の低下などによる喉頭閉鎖不全による嚥下中誤嚥などが代償できなくなり誤嚥が顕在化する．
- 対策としてエビデンスの得られたものは見当たらず，症例報告も極めて少ないが，緩徐進行性のため，各症状に対応した介入を試みる価値がある．
- 上肢筋力低下による摂食動作困難には上肢装具が有効で，適用を早期に導入する．
- 男性ホルモン抑制療法（リュープロレリン酢酸塩）の1年間の二重盲検試験で，罹病期間の短い被験者群においては有意な嚥下機能の改善を認めた[3]．

症例1：60歳代男性，球脊髄性筋萎縮症
DVD6-1

- 8年ほど前から下肢筋力低下を自覚．徐々に進行してきた．現在，四肢筋力低下と手指振戦の自覚症状で困っているが嚥下障害の自覚はなかった．他覚所見としては四肢筋萎縮と球麻痺を認める．VFでは鼻咽腔閉鎖不全があり，咽頭クリアランス不良で繰り返し嚥下運動で代償している．

症例2：40歳代男性，球脊髄性筋萎縮症
DVD6-2

- 8年ほど前から手が上がりにくいと感じていた．7年前に他院神経内科に入院，筋電図検査などを受けた．四肢筋力低下が徐々に進行したが，階段も少しずつ登ることができ，車いすは使用していない．構音障害が出現した．咬筋の疲れやすさがあり食事を続けて取ることができず，飲み込みがしにくい状態であるが常食を摂取している．顎を手で支えて食事をとったりしている．VFでは，顕著な鼻咽腔閉鎖不全を代償するように舌根を前に出して喉頭蓋谷にまずバリウムを流し込み，嚥下反射が少し遅れるために喉頭侵入がみられる．

参考文献

1) 澤田幹雄，滝山嘉久，中野今治：運動ニューロン疾患 球脊髄性筋萎縮症と声帯麻痺．医学のあゆみ，191：833-835, 1999.
2) Atsuta N, et al：Natural history of spinal and bulbar muscular atrophy (SBMA)：a study of 223 Japanese patients. *Brain*, 129：1446-1455, 2006
3) Katsuno M, et al：Efficacy and safety of leuprorelin in patients with spinal and bulbar muscular atrophy (JASMITT study)：a multicentre, randomised, double-blind, placebo-controlled trial. *Lancet Neurol*, 9：875-884, 2010

■**執筆者** 野﨑　園子・藤本　保志

7 筋ジストロフィー（PMD）

筋ジストロフィーの概要

1. 摂食嚥下障害を合併する主な筋ジストロフィー

筋ジストロフィー（Progressive Muscular Distrophy：PMD）のうち摂食嚥下障害をきたす主なタイプは以下のとおりである．
- Duchenne型筋ジストロフィー（DMD）
- Becker型筋ジストロフィー（BMD）
- 福山型先天性筋ジストロフィー（FCMD）
- 非福山型先天性筋ジストロフィー（NFCMD）
- 顔面肩甲上腕型筋ジストロフィー（FSH）
- 眼咽頭遠位型ミオパチー
- 筋強直性ジストロフィー（MD）

以下小児と成人で，頻度の高いDMD，FCMD，MDについて述べる．

2. 筋ジストロフィーの摂食嚥下障害の特徴

- 病型によって摂食嚥下障害の病態が異なる．
- Duchenne型筋ジストロフィー（DMD）：口腔期障害先行．
- 福山型先天性筋ジストロフィー（FCMD）：頸定不安定（重度の誤嚥・窒息のリスク），座位保持困難．
- 筋強直性ジストロフィー（MD）：咽頭期障害重症・窒息のリスク．

Duchenne型筋ジストロフィー（DMD）の摂食嚥下障害

1. DMDの概要

- 小児筋ジストロフィー症の中で最も頻度が高い．
- X連鎖劣性遺伝病（X染色体上のジストロフィン遺伝子変異）．
- 筋細胞の骨格蛋白であるジストロフィンの機能異常が生じ，筋線維に大小不同や脱落が生じる．
- 典型例では2〜3歳から躯幹・四肢の筋力低下が始まり，一旦歩行が可能になるものの，その後次第に転びやすくなる．
- 症状は進行性で，次第に動揺性歩行や登攀性起立，仮性肥大などの所見が顕著になる（図1A）．
- 10歳頃には自立歩行不能となり，20歳前後で呼吸障害や心不全が出現（図1B）．
- 人工呼吸療法や心不全治療の進歩によって，最近は平均寿命が30歳を超えた[1]．

7. 筋ジストロフィー（PMD）

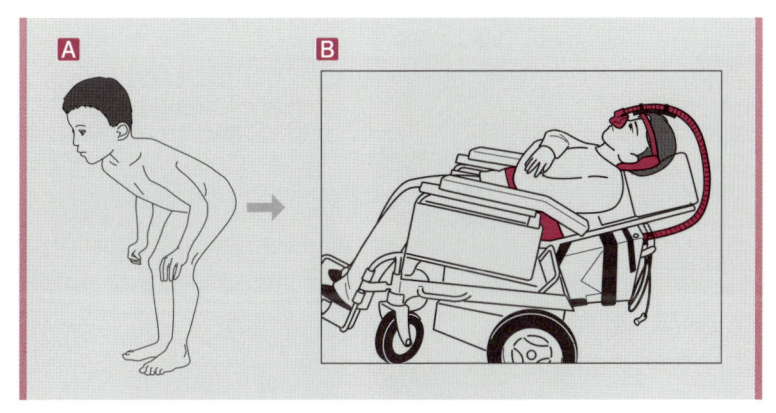

図1　Duchenne 型筋ジストロフィーの臨床経過
（A）登攀性起立（小児期）．（B）電動車椅子上での体幹保持（成人期）．

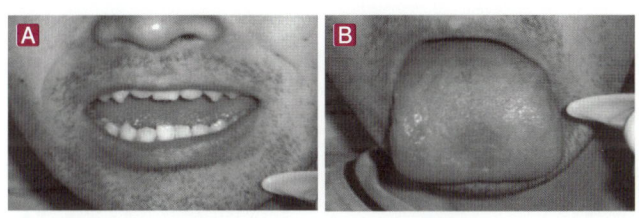

図2　Duchenne 型筋ジストロフィーの口腔期障害
DMD 患者にみられる開咬（A），巨舌（B）．反対咬合がみられ門歯も咬合せず，臼歯のみ咬合している症例も少なくない．

- 精神遅滞を合併する例もある．
- 診断には遺伝子診断が用いられるが，すべての異常が判明するわけではない．
- 血清中の CK 値の異常高値が参考になる．

2. DMD の摂食嚥下障害

- 病態は筋力低下・筋萎縮による嚥下筋の運動障害である．
  - 咬合不全・開咬（図2A）
  - 歯列異常（図3）
  - 口唇閉鎖不全
  - 巨舌（図2B）・舌運動障害
  - 咀嚼運動障害
  - 咽頭筋力低下
  - 喉頭蓋や梨状窩への残留
  - 嚥下反射の遅延・誤嚥
  - 喉頭挙上減弱
  - 食道入口開大不全による通過不全

前後径
前歯部は相違ない．
歯列全体では約 13mm 小さい．
左右径
前歯部では約 6mm 大きい．
臼歯部では約 1mm 大きい．

相対的に側方に広がった
舌に必要な左右運動量が多い
咀嚼能率が低下する

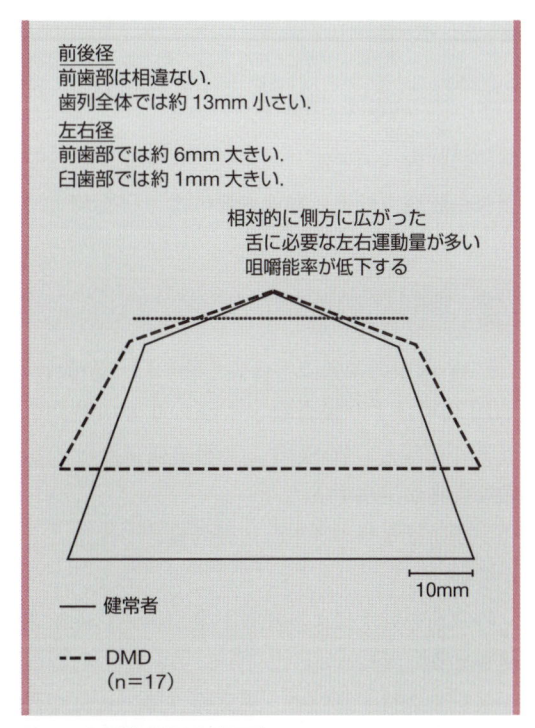

── 健常者
--- DMD (n=17)

図3　歯列模型分析（平面）（舘村・他，文献2）
前後径が小さく左右径がやや大きく，相対的に側方に広がっている．

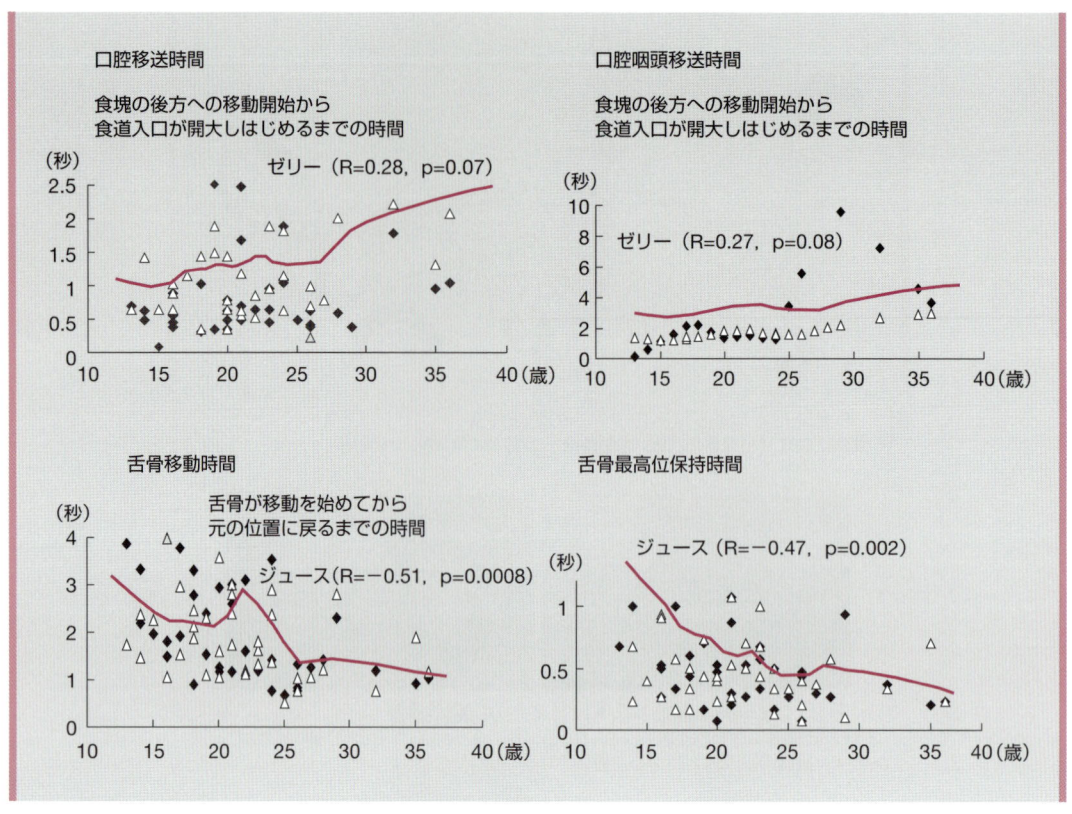

図4　Duchenne 型筋ジストロフィーの嚥下造影の経時的変化（Nozaki, et al, 文献3）
◆：ジュース，△：ゼリー．
口腔・咽頭移送時間は年齢とともに延長（筋力低下により食塊の移送が滞ってくる）．
舌骨移動時間は年齢とともに短縮（喉頭挙上時間が減少し食物通過が遅くなる）．
早期からの対策が必要である．

・口腔内への逆流
・上肢筋力低下・脊柱変形による摂食障害

3. DMD の経時的変化[3]（図4）

● 口腔・咽頭の通過障害は固形物のほうが強い．
● 10代半ばより咬合障害や巨舌など口腔期の異常が出現し，20歳頃より咽頭残留などの咽頭期障害が出現する．
● 初期には水分の嚥下は比較的良好であることが多い．
● 呼吸筋力低下による呼吸不全が嚥下状態を悪化させる．
● 緩徐に進行するため，摂食嚥下障害に気づかないことが多い．
（頻拍や体動が目立つときは摂食疲労の可能性がある）

4. DMD の VF （DVD7-1）

● 巨舌と舌筋力低下のため口腔内移送時間が長い．
● リクライニング位では，口腔内移送時間が短縮する．
● 食道入口の開大不全のため，口腔内への逆流がみられる．

5. DMD の摂食嚥下障害対策

● 咬合訓練（図5）
● 口腔周囲筋のストレッチ・バルーン法が有効なことがある[4]．

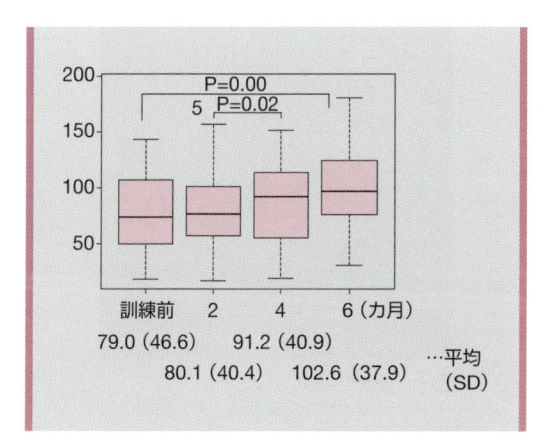

図5 Duchenne型筋ジストロフィーの咬合訓練（Nozaki, et al, 文献4）
DMD患者においてホットパック併用で咬合力の増加を認めた

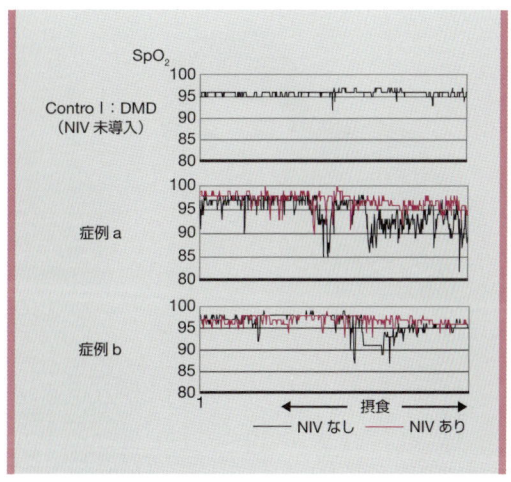

図6 間欠的非侵襲的換気療法（NIV）下摂食の導入前後のSpO₂の変化（野崎, 文献7）

- 疲労に注意し，頻拍や体動が目立つときはすべて自食ではなく，半介助にする．
- リクライニング位などポジショニング対策により，口腔内移送を助ける DVD7-1．
- 食事中の経皮的酸素飽和度が低下する場合は，呼吸器を装着して摂食することが望ましい（後述）（図6）．
- 食べる楽しみ・噛めない悩みに配慮する．
- 良好な栄養管理がゴール．
- 早期には水分嚥下が良好なため，経腸栄養剤による経口的な補助栄養を考慮する．

6. 呼吸管理下の摂食

- 呼吸不全は嚥下状態に影響を及ぼす．
- 食事中の経皮的酸素飽和度（SpO_2）が低下する場合は，呼吸器を装着しての摂食を考慮する[5]．
- 間欠的非侵襲的換気療法（NIV）時の食事：呼吸器を装着せずに摂食した場合にSpO_2の低下を認めた呼吸不全初期のDMD患者，夜間のみ呼吸器装着患者の中に，食事中のSpO_2が低下する場合がある．これは嚥下が呼吸に負担をかけているためである．呼吸器装着下で摂食したところ，SpO_2の低下が改善し，摂食量も増加した（図6）[7]．

福山型先天性筋ジストロフィー（FCMD）の摂食嚥下障害

1. FCMDの概要

- 筋力低下．
- 中～重度の知的発達遅滞．
- てんかんなど中枢神経症状．
- 常染色体劣性遺伝．
- 原因遺伝子：461個のアミノ酸からなる蛋白，フクチン（fukutin）に関連する遺伝子の異常．

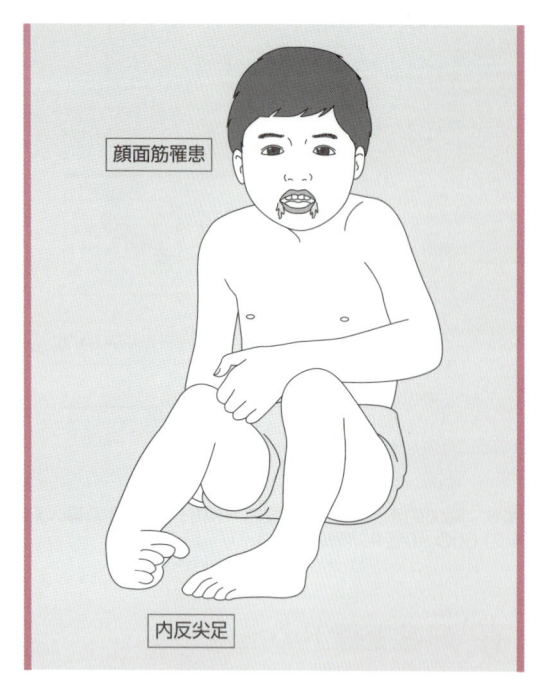

図7　福山型先天性筋ジストロフィー（FCMD）

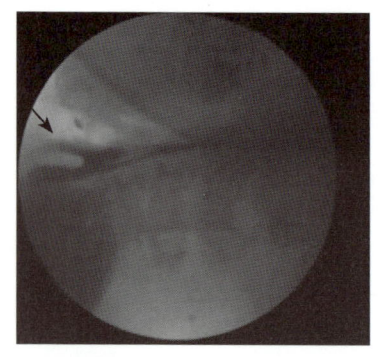

図8　誤嚥
FCMDでは誤嚥が頻発する．座位困難のため臥位での検査．

- 日本人10万人に対し1ないし2人の患者．
  いままでのところ，報告例は日本人に限られている．
- 頸定：平均8カ月．
- 座位まで獲得：2歳前後．
- 歩行獲得：きわめてまれ．
- 筋力の低下．
  ①全身の筋力，筋緊張低下．
  ②乳児期は身体が柔らかく，いわゆるフロッピーインファント．
  ③顔面筋罹患が特徴：すこし表情に乏しく，開口位，流涎，高口蓋（図7）．
- 関節拘縮：手指，股，足関節に強く，年長児では顎関節を含め全身の関節に及ぶ．
- 仮性肥大：頬とふくらはぎに軽度．
- 中枢神経症状は必発：中－高度の知的発達遅滞・痙攣が約半数．

2. FCMDの摂食嚥下障害

- 咀嚼筋力低下
- 咬合不全
- 口唇閉鎖不全
- 咽頭筋力低下
- 喉頭蓋や梨状窩への残留
- 嚥下反射の遅延
- 誤嚥は高頻度（図8）　DVD7-2
- 喉頭挙上減弱
- 気道閉鎖不全
- 上部食道括約筋機能不全
- その他関連する要素
  ・頸部不安定
  ・上肢筋力低下
  ・知的発達障害
  ・てんかん

3. FCMDの摂食嚥下対策

- 軽症の時期：咬合訓練，口腔周囲筋のストレッチ，バルーン法が有効なことがある[5]　DVD7-3．
- 誤嚥が必発であり，対策は早期におこなう．
  ・リクライニング位などポジショニング
  ・気管切開
- 知的発達障害のため，環境整備が重要．
- 食事中の経皮的酸素飽和度が低下する場合は，呼吸器を装着して摂食することが望ましい．
- 補助栄養として，早めに経管栄養の導入．

筋強直性ジストロフィー(MD)の摂食嚥下障害

1. MDの疾患概要

- 発症：20〜50歳，常染色体優性遺伝.
- 長腕19q13.3に存在するCTGリピートの異常.
- 表現促進現象（代を経るに従って，発症年齢が早くなり，重症化する）.
- 筋強直現象.
  - 筋力低下に先立ってみられることが多い.
  - 把握性筋強直（grip myotonia）：手を握って，筋肉が一度収縮した後に弛緩しにくい（もとの静止状態になるのに時間がかかる）.
  - 叩打性（percussion myotonia）：診察時に母指球筋を打腱器で叩くと，母指は内転し，すぐにはまっすぐにならない.
  - 歩行開始が円滑にいかない.
  - 同一動作を繰り返すと次第に軽減し，また精神的緊張，寒冷によって増悪する.

2. 顔面筋罹患（図9）

- 高頻度に侵される.
- 表情に乏しい.
- 頬がこけたような顔になる（筋性顔貌：myopathic face）.
- 上まぶたが下がる（眼瞼下垂）.
- 頸筋，咽頭筋罹患による，鼻声や嚥下障害.
- 口の開閉：話しはじめは滑らかでない，繰り返しで改善（顔面筋のwarm up現象）.

3. 合併症

- 前頭部優位の脱毛が成人男性の80%にみられる.
- 知能障害.
- 白内障は高頻度にみられる.
- 内分泌系の異常（インポテンス，無月経，不

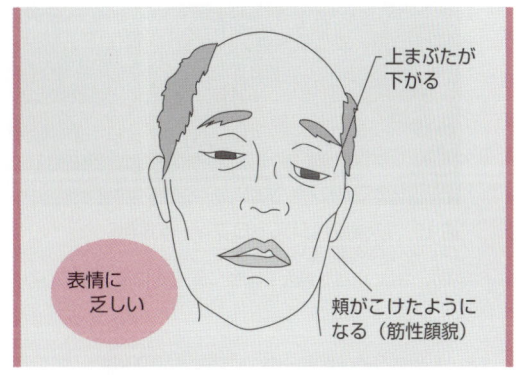

図9　筋強直性ジストロフィーの顔貌の特徴

妊など）.
- 心筋症，心伝導障害.
- 便秘などの消化器の症状をみることもある.

4. MDの摂食嚥下障害

- 誤嚥が予後に影響を及ぼしている.
- すべてのプロセスにおいて障害される.
  - 摂食行動異常などの認知期障害.
  - 咬合不全・口唇閉鎖不全などの準備期障害.
  - 舌運動障害・鼻咽腔閉鎖不全・咀嚼運動障害などの口腔期障害.
  - 咽頭筋力低下・喉頭蓋や梨状窩への残留・嚥下反射の遅延・誤嚥・喉頭挙上減弱などの咽頭期障害.
  - 食道蠕動異常・遅延・食道拡張などの食道期障害.
  - 上肢筋力低下・頸下がり.
- 認知力障害.
- 病識が乏しい場合が多く，多量の食物を口に頬ばる.
- 自覚のない誤嚥が多く，また食事中の窒息のリスクが高い（図10）DVD7-4.
- 液体の嚥下障害のほうが重篤である.

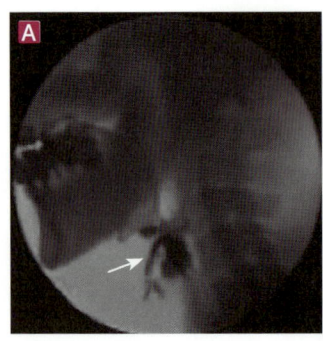

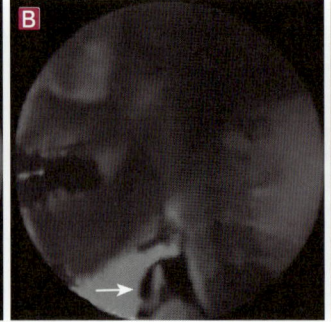

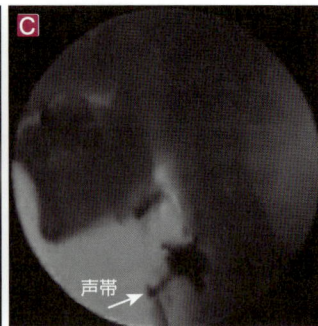

図10 筋強直性ジストロフィーの誤嚥
(A) 嚥下中の誤嚥．
(B)，(C) 声帯を越えて大量に気道内に流入している．

5. MDの摂食嚥下障害対策

● 嚥下訓練についてはエビデンスが確立したものはない．

● 口腔ケアの点よりブラッシング指導や電動歯ブラシは有効である．

● 間接訓練の継続は，廃用性機能低下の予防，筋力維持に効果がある（最大咬合力・開口量の変化〔図11〕[8]）．

● むせのない誤嚥が多いため，自覚症状に頼るのではなく客観的に評価して，嚥下機能に合った食事の提供が重要である．

● 病識が乏しく，口に頬ばるなどの摂食動作がみられるため，窒息予防のための十分な観察が

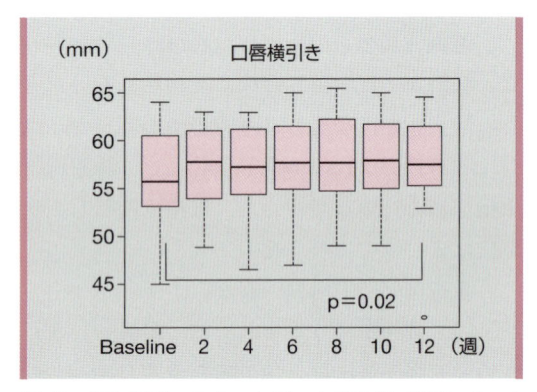

図11 MD患者へのホットパックの効果（野﨑・他，文献8）

必要である．

● 摂食時の呼吸不全対策も早期よりおこなう．

● バルーン法が有効なことがある[5] DVD7-5．

参考文献

1) 多田羅勝義・他：国立病院機構に於ける筋ジストロフィー医療の現状．医療，60：112-118, 2006.
2) 舘村 卓・他：デュシャンヌ型筋ジストロフィー例における摂食・嚥下障害の発生に関わる歯科的因子についての検討．医療，61：804-810, 2007.
3) Nozaki S, et al : Videofluorographic Assessment of Swallowing Function in Patients with Duchenne Muscular Dystrophy. Clin Neurol, 47：407-412, 2007.
4) Nozaki S, et al : Range of Motion Exercise of Temporo-Mandibular Joint with Hot Pack Increases Occlusal Force in Patients with Duchenne Muscular Dystrophy. Acta Myologica, 29：392-397, 2010.
5) 野﨑園子・他：筋ジストロフィーの食道入口開大不全に対するバルーン拡張法の試み．医療，59：556-560, 2005.
6) 中山貴博・他：進行性筋ジストロフィー患者における食事中低酸素血症．臨床神経学，39：436-440, 1999.
7) 野﨑園子：筋ジストロフィーの嚥下を測る．神経内科，65：17-22, 2006.
8) 野﨑園子・他：MyotonicDystrophy type1（DM1）のホットパック併用口腔期訓練．医療，65：555-561, 2011.

■ 執筆者　野﨑　園子

8 皮膚筋炎・多発筋炎・封入体筋炎

皮膚筋炎・多発筋炎・封入体筋炎の概要

1. 皮膚筋炎（表1）[3]

- 発症年齢：5～15歳，40～60歳に多い．
- 男女比：1：2～3．
- 主として四肢近位筋群，頸筋，咽頭筋などの対称性筋力低下をきたす横紋筋のびまん性炎症性筋疾患．
- 頸部前屈や腹筋，大腿四頭筋の罹患が目立つ．
- Raynaud現象や関節痛を伴う．
- 広範囲な非化膿性炎症と特徴的な皮疹が特徴．
- 浮腫性紅斑（ヘリオトロープ疹）．
- Gottron徴候（手指関節伸側の角化性紅斑）．
- 四肢伸側の紅斑，多形皮膚萎縮．
- 細胞間質性肺炎・心筋炎の合併がある．
- 高齢者では悪性腫瘍を合併する例が多い．
- 死因：悪性腫瘍，間質性肺炎，誤嚥性肺炎，

表1 疾患の概要

	皮膚筋炎（DM）	多発筋炎（PM）	封入体筋炎（IBM）
発症年齢	全年齢，小児にも多い	5～65歳	50歳以上の高齢者
分布	対称性，近位筋	対称性，近位筋	非対称，斑状，手指屈筋，大腿四頭筋
悪性腫瘍	6～45%	0～28%	なし
皮膚症状	あり	なし	なし
免疫染色	MAC（membrane attack complex）沈着	（CD8/MHC-1 complex）	（CD8/MHC-1 complex）
炎症細胞浸潤部位	筋周膜の血管周囲 筋周膜下筋線維	筋内鞘，筋線維細胞（血管周囲，間質）	筋線維細胞，間質，血管周囲
浸潤細胞	B, CD4	CD8, マクロファージ	CD8, マクロファージ
Perifascicular ayrophy	あり	まれ	なし
組織	筋線維の壊死再生 筋線維の大小不同	筋線維の壊死再生 筋線維の大小不同	筋線維の壊死再生 筋線維の大小不同 rimmed vacuole amyloid deposition
病態	補体依存性の血管炎 INFを含めたサイトカインの関与	筋線維の炎症	筋線維の炎症，変性あるも原因不明 ragged red fiber cytochrome c oxidase negative fibers

（水野，文献1を改変）

心不全，日和見感染症．
- 検査所見：抗 Jo-1 抗体陽性，抗 CK 血症．
- 発症機序：遺伝・自己免疫機序．

筋病理

- 筋組織は perivascular atrophy が特徴で，CD4 T 細胞を伴った血管周囲の炎症細胞浸潤や毛細血管の拡張を認め，液性免疫および補体による筋線維の炎症が主な病態と考えられている．

2. 多発筋炎（表1）

- 発症年齢：5〜65歳（45〜65歳に多い）．
- 男女比：1：2．
- 近位筋優位に数週間から数カ月の経過で筋力低下が進行する（Gowers sign 陽性）．
- Raynaud 現象：約 30%．
- 関節痛．
- 嚥下障害：20〜40%．

筋病理

- 細胞性免疫異常．
- リンパ球が筋線維を攻撃し，筋内鞘に炎症性細胞浸潤がみられることが組織学的な特徴である．筋線維の周囲に CD8 陽性リンパ球の血管周囲への浸潤を認める．

皮膚筋炎・多発筋炎の治療と予後

- 副腎皮質ステロイド，免疫抑制剤，免疫グロブリン大量静注療法などがある．

- 予後：40% が寛解，43% で改善，17% で悪化する．5 年生存率は 70% 程度．0〜28% に悪性腫瘍の合併あり．
- 死因：悪性腫瘍，間質性肺炎，誤嚥性肺炎，心不全，日和見感染症など．

3. 封入体筋炎（表1）

- 発症年齢：50 歳以上の成人に多い．
- 他の疾患と比較して男性に多い．
- 遠位筋，近位筋が非対称性に障害される．
- 顔面筋が軽度低下することも多い．
- 大腿四頭筋と前腕，主に深指屈筋や下腿の筋萎縮が特徴的である．
- 嚥下障害が目立つ．

筋病理

- 電子顕微鏡で筋膜内にフィラメント様封入体がみられたことから封入体筋炎と名付けられた．
- 細胞性免疫異常の他にアミロイドなどの封入体やライソソーム高活性の縁取り空砲を伴う．

治療

- 治療抵抗性であり，確立していない．
- 副腎皮質ステロイドで進行を止められず，高齢発症者では急速に進行する．
- 嚥下障害には免疫グロブリン静注療法が有効との報告があるが，効果に乏しいとの報告も多い．

嚥下障害の病態（表2〜4）

- 筋病理の進行とともに嚥下障害は増悪する（表4）[3]．嚥下関連筋群の筋力低下により嚥下障害が出現する[4]．固形物が食べにくいという主訴や開鼻声，嗄声，鼻咽腔逆流などの症状がある．
- 先行期では，上肢の筋力低下，頸部・体幹の不安定性により姿勢保持が困難で介助を要する．
- 口腔期では咀嚼筋，顔面筋，舌筋などの筋力

表2　炎症性筋疾患の嚥下障害

先行期：上肢　食物を口に運ぶ機能の低下
　　　　頸部　頸部の不安定性
　　　　体幹　姿勢保持が困難
口腔期：咀嚼筋，顔面筋，舌筋，筋力低下
咽頭期：軟口蓋麻痺，鼻咽腔閉鎖不全，咽頭収縮不全，
　　　　喉頭挙上不良，輪状咽頭筋弛緩不全

表4　筋病理所見と嚥下障害

筋病理の進行とともに嚥下障害は次第に悪化する．
①炎症：筋力低下　→　咽頭収縮力の低下
②壊死：筋萎縮　　→　咽頭腔の拡張
③線維化：瘢痕　　→　食道入口部の開大不全

（山本，文献3を改変）

表3　嚥下障害への対応

・治療可能な疾患：原疾患の治療を行う
・誤嚥予防：
　　ステロイド投与中で間質性肺炎の合併がある．
・食品調整
・食事方法の援助
・姿勢調整：代償法
・呼吸管理
・栄養管理
・手術療法

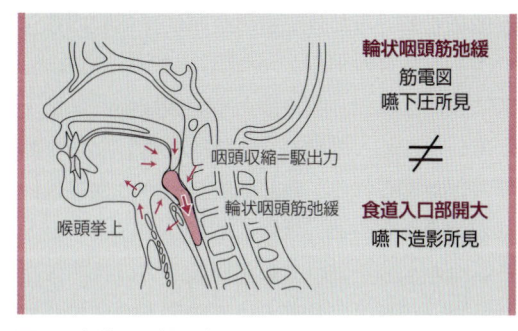

図1　食道入口部開大

低下により口腔機能が低下する．
● 咽頭期では軟口蓋麻痺，鼻咽腔閉鎖不全，咽頭収縮不全，喉頭挙上不全，輪状咽頭筋弛緩不全をきたす．食道入口部開大不全は輪状咽頭筋弛緩不全で引き起こされるばかりでなく，喉頭挙上不全，咽頭収縮不全による嚥下圧の低下でも起こりうる．正確な病態を把握するには嚥下圧や筋電図などの検査が必要である（図1）．また，呼吸・排痰機能の低下をみとめ，呼吸状態の増悪につながる．

● 誤嚥性肺炎が主な死因で32〜84％にみられる嚥下障害は重要な問題である[5]．
● 筋病理とともに嚥下障害の病態も変化するため，評価を繰り返し，対応することが重要である．
● まず原疾患の治療を優先する．皮膚筋炎・多発筋炎の治療は嚥下障害にも有効である．
● 封入体筋炎の嚥下障害には免疫グロブリン静注療法が有効との報告がある[6]．

嚥下障害の治療[7, 8]

● 嚥下障害の治療に関するエビデンスはほとんどない[9]．嚥下障害への対応としては口腔ケア，姿勢調整，誤嚥予防，食品調整，代償法を行い，呼吸管理や栄養管理を行う．誤嚥や呼吸器感染症の予防を心掛ける．手術療法として機能改善術，誤嚥防止手術，咽頭収縮不全や鼻咽腔逆流のある場合には，咽頭縫縮術が試みられている．
● 嚥下圧や筋電図検査により，輪状咽頭筋弛緩不全を確認する．食道入口部開大不全に関してはバルーン，ボツリヌス毒素注入療法，輪状咽頭筋切断術などの手術治療を行うことが有効との報告がある[10]．

● ステロイド投与中で間質性肺炎の合併があるので注意する.

症例：60歳代男性，皮膚筋炎 ⊚DVD8-1

　嚥下障害，構音障害（開鼻声）近位筋優位の筋力低下が出現し，誤嚥性肺炎にて入院して皮膚筋炎と診断された.

　入院時の嚥下造影検査（増悪時）：誤嚥を避けるため少量の造影剤で検査を開始した. 口腔機能が低下しているため，頭部後屈位で口腔内移送を図ろうと努力するが，少量しか取り込めない. 咽頭腔は拡張し，喉頭挙上，咽頭収縮共に低下しているため，増粘剤1%では誤嚥しないが咽頭残留がみられる. 頸部回旋を行うと食道入口部が開大するため，実際には増粘剤0.5%のとろみつき水分を用いて頸部回旋して直接訓練を行った. 経過中，食道入口部開大不全に対してバルーン，鼻咽腔逆流に対して鼻つまみなどの方法を施行した. 栄養管理は経鼻カテーテルで行った. ステロイドの投与中であり，誤嚥を避けた. 治療後，嚥下障害，構音障害，四肢の筋力ともに改善した.

　改善時：嚥下関連筋群の筋力が改善するとともに，口腔機能が改善し，頸部は前屈位で口腔内の移送が可能となった. 頸部回旋なしで咽頭残留も減少している. この時点で全粥ペースト食の摂取が可能となり，胃瘻を作成して経腸栄養を併用した. その後，肺がんを合併して3年の経過で死亡した.

症例：50歳代男性，皮膚筋炎 ⊚DVD8-2

　治療前は口腔機能が低下して咽頭への移送が不良である. 咽頭期では喉頭挙上，咽頭収縮ともに低下しており，食道入口部の通過が困難である. 咽頭機能の低下により嚥下圧が低下している上に，crycopharyngeal barが認められ輪状咽頭筋機能不全が疑われた. 増粘剤の使用やゼリーでは咽頭残留が多いため，水分や薄めのとろみ水分を使用して訓練を行った. ステロイドによる加療後には全粥ペースト食の摂取が可能となった. 治療後の嚥下造影検査では咽頭収縮，喉頭挙上，食道入口部の開大ともに改善し，嚥下圧が上昇したため，鼻咽腔逆流を認める. また，crycopharyngeal bar*も消失したことから本例では炎症によるものであった可能性がある.

*crycopharyngeal bar（band-like protrusion）：上部食道括約筋である輪状咽頭筋の弛緩不全は第6

表5　Penetration aspiration scale（PAS）

カテゴリ	スコア	記述
喉頭侵入なし	1	造影剤が気道に入らず
喉頭侵入	2	造影剤が声帯よりも上のレベルで喉頭内侵入するが，喉頭内に残留なし
	3	造影剤が声帯よりも上のレベルで喉頭内侵入し，喉頭内に残る
	4	造影剤が声帯に接するが，嚥下後に喉頭内に残留なし
	5	造影剤が声帯に接し，嚥下後に喉頭内に残る
誤嚥	6	造影剤が声門を通過するが，見えるような声門下の残留はなし
	7	造影剤が声門を通過し，患者のむせもあるが，声門下に残留あり
	8	造影剤が声門を通過し，患者のむせはなく，声門下に残留あり

〜7頸椎付近で下咽頭・頸部食道の後壁の突出，陰影欠損像で示される．輪状咽頭筋の炎症や萎縮，線維化などで認められる．特に封入体筋炎でみられることが多い．

症例：70歳代男性，封入体筋炎の疑い[11]
🅓DVD8-3

本例は原因不明の嚥下障害を主訴に来院し，徐々に四肢の筋力低下，筋萎縮が進行した症例である．嚥下造影検査では咽頭腔が広く，咽頭収縮，喉頭挙上が不良で，誤嚥があり（PAS8）（表5）食道入口部の開大が不十分であった．また，crycopharyngeal bar が認められ輪状咽頭筋機能不全が疑われた．精査するも原疾患が不明で嚥下障害は徐々に進行した．その後，輪状咽頭筋切断術と喉頭挙上術を行い，全粥ペースト食の摂取が可能となった．輪状咽頭筋の病理所見では炎症性細胞浸潤がみられたが，壊死・再生は認めなかった．さらに大腿外側広筋の筋生検を行い封入体筋炎が疑われた．その後も誤嚥性肺炎を繰り返したため，誤嚥防止手術を行い，最期まで経口摂取を続けることができた．本例では診断の確定はできなかったが，嚥下障害に対して病態に即した治療を行い，QOLを高めることができた．

神経疾患では疾患により嚥下動態が異なるため，それが診断の手がかりになることがある．

執筆にあたりご指導いただきました井上聖啓先生（札幌山の上病院），倉智雅子先生（新潟リハビリテーション大学）に深謝いたします．

参考文献

1) 水野美邦：神経内科ハンドブック 第4版．pp1082-1086, 医学書院, 2010.
2) 大矢 寧：炎症性筋疾患〔藤島一郎監修：疾患別に診る嚥下障害〕．pp238-248, 医歯薬出版, 2012.
3) 山本敏之：第36回日本嚥下医学会ポストコングレスセミナー「レビュー：神経難病による嚥下障害の特徴と対策」筋疾患．2013.
4) Ertekin C, et al：Oropharyngeal dysphagia in polymyositis/dermatomyositis. *Clin Neurol Neurosurg*, 107：32-37, 2004.
5) Ebert EC：the gastrointestinal complications of myositis. *Aliment Pharmacol Ther*, 31：359-365, 2010.
6) Cherin P, et al：Intravenous immunoglobulin for dysphagia of inclusion body myositis. *Neurology* 58：326, 2002.
7) Nagano H, Yoshifuku K, Kurono Y：Polymyositis with dysphagia treated with endoscopic balloon dilatation. *Auris Nasus Larynx*, 36：705-708, 2009.
8) Liu LW, Tarnopolsky M, Armstrong D：Injection of botulinum toxin A to the upper esophageal sphincter for oropharyngeal dysphagia in two patients with inclusion body myositis. *Can J Gastroenterol*, 18：397-399, 2004.
9) Hill M, Hughes T, Milford C：Treatment for swallowing difficulties（dysphagia）in chronic muscle disease. *Cochrane Database Syst Rev*：CD004303, 2004.
10) Kelly JH：Management of upper esophageal sphincter disorders：indications and complications of myotomy. *Am J Med*, 108：43S-46S, 2000.
11) 巨島文子：嚥下障害―症例呈示．神経内科 47：48-55, 1997.

■執筆者　巨島　文子

9 多発性硬化症（MS）

多発性硬化症の概要

1. 概　要

- 発症年齢：20〜50歳に多い.
- 空間的・時間的多発：中枢神経系に時間的・空間的に散在する慢性炎症性脱髄疾患（図1）.
- 複数の神経症状が再発・寛解を繰り返す.
- 臨床経過：再発寛解型（RRMS：relapsing-remitting MS）・一次進行型（PPMS：primary progressive MS）・二次進行型（SPMS：secondary progressive MS）に分類される.
- 抗アクアポリン4（AQP4）抗体陽性例，視神経脊髄炎（NMO：neuromyelitis optica），視神経脊髄型多発性硬化症（OSMS：opticospinal MS），膠原病合併例，妊娠・出産時にはそれぞれの病態に応じた対応が必要とされる.
- 髄鞘の構成成分に対する自己免疫性疾患
- 病変：大脳・脊髄の白質，視神経の髄鞘

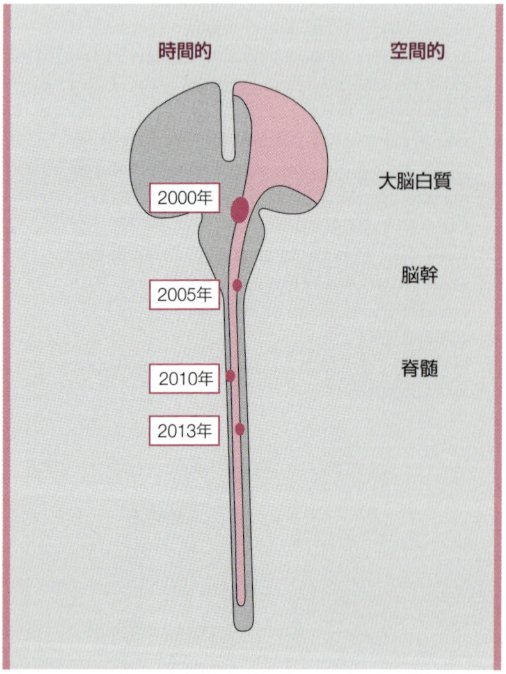

2. 診断と治療

診断基準を用いて図2に示したプロセスで行い，治療の選択をする（図2，表1）[3]．

3. 頻　度

- 欧米：人口10万人に50〜150人
- 日本：人口10万人対7.7人，全国に約14,000人
- 女性に多く，男女比は1：1.29

4. 病態機序

中枢神経系の髄鞘が一時的な標的となる免疫疾患．病巣にはリンパ球やマクロファージの浸潤があり，自己免疫機序を介した炎症により脱髄が起こると考えられる．末梢神経系は障害されないが，視神経は髄鞘形成細胞が乏突起膠細胞であるため障害される．

図1　多発性硬化症の一例
空間的多発：大脳白質，脳幹，脊髄．
時間的多発：2000年，2005年，2010年，2013年．

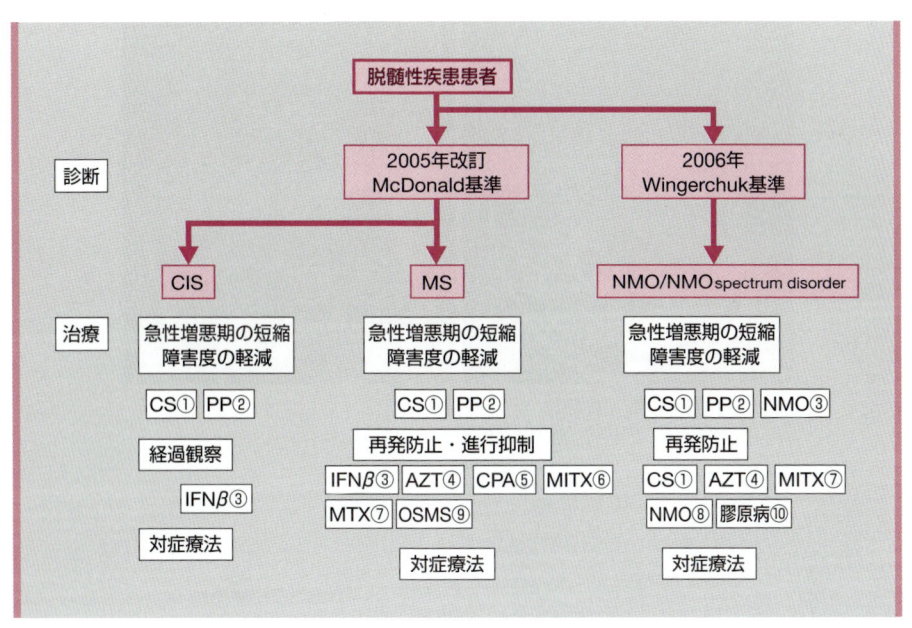

図2 MS診断から治療法選択に至るプロセス（日本神経学会・他，文献1を改変）
AZT：azathioprine（アザチオプリン），CIS：clinically isolated syndrome，CPA：cyclophosphamide（シクロホスファミド），CS：corticosteroid（副腎皮質ステロイド），IFNβ：interferon-β（インターフェロンβ），MITX：mitoxantrone（ミトキサントロン），MS：multiple sclerosis（多発性硬化症），MTX：methotrexate（メトトレキサート），NMO：neuromyelitis optica（視神経脊髄炎），OSMS：opticospinal multiple sclerosis（視神経脊髄型多発性硬化症），PP：plasmapheresis（血漿浄化療法）

5. 主な症状

- 視力障害
- 複視・眼球運動障害
- 吃逆
- 嚥下障害・構音障害
- 小脳失調
- 四肢の麻痺（単麻痺，対麻痺，片麻痺）
- 感覚障害
- 膀胱直腸障害
- 歩行障害

6. 主な検査

- 髄液検査（Myelin Basic Protein，Oligoclonal band，IgG index など）．
- 誘発電位（視覚誘発電位 VEP：visual evoked potentials，運動誘発電位 MEP：motor evoked potentials，体性感覚誘発電位 SEP：somatosensory evoked potentials など）．
- 頭部 MRI（T_2 強調画像や FLAIR 画像，造影検査など），脊髄 MRI，など（図3）．

表1　多発性硬化症の McDonald 診断基準（2010年改訂）

空間的な多発性	1. 異なる領域による2つの臨床症状 2. MRI における，特徴的な領域（脳室周囲，皮質下白質，テント下，脊髄）の2領域以上に1つ以上の無症候性の T_2 病変
時間的な多発性	1. 1ヵ月以上の間隔をおいた2つの臨床症状 2. 発症時（初発時）の MRI と比較し，再検 MRI で新たな T_2 病変の確認 3. 発症時（初発時）の MRI で2つ以上の T_2 病変があり，1つ以上の造影病変と1つ以上の非造影病変

それぞれのいずれかを証明する．

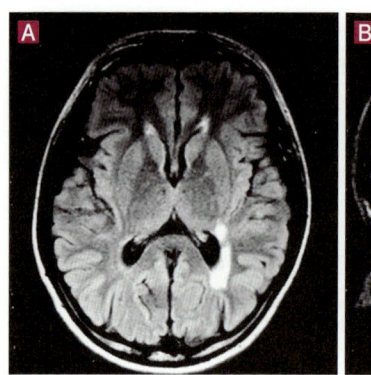

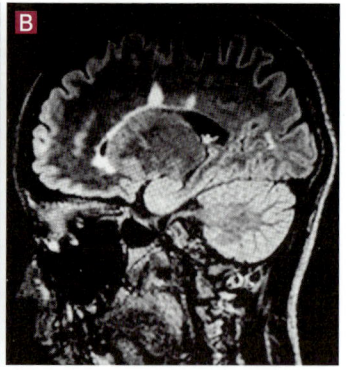

図3　頭部 MRI FLAIR 画像
（A）水平断，（B）矢状断．高信号域の病巣がみられる．

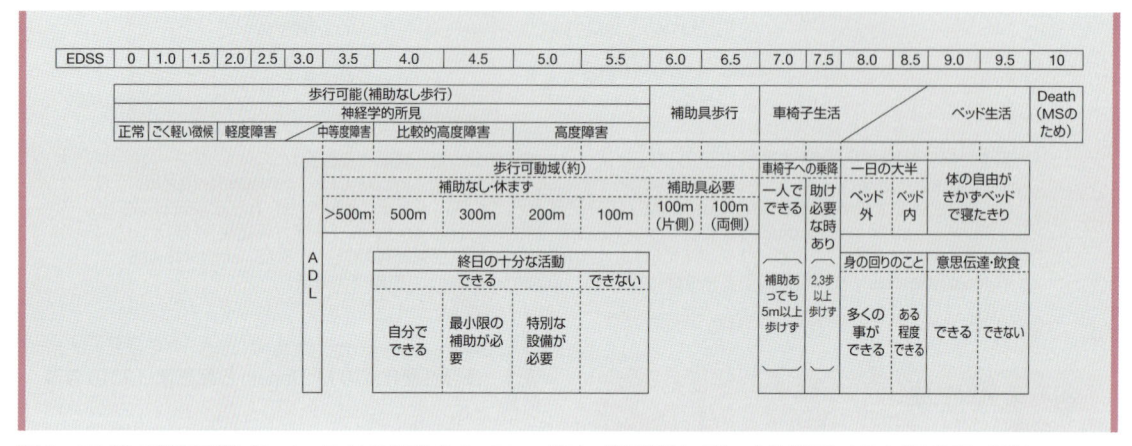

図4　EDSS の評価基準（Kurtke JF, 1983/ 厚生省オーファンドラッグ開発研究事業　多発性硬化症治療薬研究班　編集）

嚥下障害の特徴

- 嚥下障害の頻度は 33 〜 43％ である[3]．
- 嚥下障害は嚥下中枢および皮質延髄路，皮質橋路など嚥下運動にかかわる神経路の障害により生じる．病巣の部位により嚥下障害は偽性球麻痺，球麻痺など多彩な症状を示す．脳梗塞と同様に障害部位別に病態を考慮して嚥下障害に対応する[4]．
- 嚥下障害の重症度は EDSS（expanded disability status scale，図4）と相関する．また，病変の数や範囲，罹病期間や脳幹病変の存在に相関する[5,6]．
- うつや認知機能低下による摂食障害がある．
- 麻痺や失調など上肢の機能低下により自力での食事摂取が困難となる場合がある．
- 重症例では口腔機能障害に比して咽頭期障害が多く，喉頭侵入，誤嚥や惹起不全を認める[7]．不顕性誤嚥をきたしやすい．上部食道括約筋，食道の蠕動運動の異常を認める（表2）．EDSS の上昇とともに呼吸排痰機能が低下し，誤嚥の確率が増加する．

1. 嚥下障害の評価

- 問診票として Dysphagia in Multiple sclero-

表2 多発性硬化症の嚥下造影所見

	EDSS < 7.5 n = 12	EDSS > 8 n = 18
食塊形成不全	5	14
舌運動障害	2	9
咽頭期嚥下運動の惹起遅延	11	17
喉頭蓋谷の残留	2	11
梨状窩の残留	2	9
舌骨挙上障害	0	0
喉頭蓋反転の障害	0	1
複数回嚥下	1	7
喉頭侵入	0	3
嚥下前誤嚥	1	2
嚥下中誤嚥	0	1
嚥下後誤嚥	0	1
UES 開大不全	0	3
下咽頭収縮不全	1	8

UES：upper esophageal sphincter（De Pauw, et al, 文献6を引用）

sis（DYMUS）がある[8]．

● スクリーニングテストと嚥下内視鏡，嚥下造影，嚥下圧，筋電図検査などが推奨される．

2. 嚥下障害の治療

● 治療可能な疾患であり，原疾患に対する治療により，増悪期の短縮と障害の軽減をすることが優先される．図2に示した再発防止，進行抑制および対症療法が勧められる．

● エビデンスのある治療が少ない．呼吸筋群の筋力トレーニング，代償法，姿勢調整，食品調整が勧められている[9]．食道入口部開大不全にはボツリヌス毒素注入療法が勧められている[10]．電気刺激治療も有効との報告がある[11]．迷走神経刺激も試みられている[12]．

● 慢性的な嚥下障害をきたしている場合，栄養管理は重要で，経鼻経管栄養，胃瘻造設が勧められる．

● 現在，多発性硬化症ではさまざまな病型が分類されており，今後，嚥下障害も病型別に特徴があるか検討していく必要がある．

3. 症 例

50歳代男性，多発性硬化症

2年前より歩行困難と感覚障害があり徐々に増悪していた．視力低下，構音障害，嚥下障害が出現し，多発性硬化症の診断となる．

増悪期にはゼリーで複数回嚥下するも咽頭残留していた．喉頭侵入や誤嚥はみられない（DVD9-1）．ステロイドパルス療法により改善し，寛解期には1回の嚥下で咽頭残留なく嚥下が可能となった（DVD9-2）．

原疾患の治療により嚥下機能も改善を認めた症例である．

参考文献

1) 日本神経学会・日本神経免疫学会・日本神経治療学会（監修）：多発性硬化症治療法選択のプロセスと各論の参照〔多発性硬化症治療ガイドライン2010〕．pp11-12，医学書院，2010．
2) 楠 進：多発性硬化症〔免疫性神経疾患ハンドブック〕．pp68-89，南江堂，2013．
3) Miller RM, Britton D : Demyelinating disease of the central nervous system（CNVS）〔Dysphagia in neuromuscular disease〕．pp163-186, Plural Publishing, 2011.
4) Pender MP, Ferguson SM : Dysarthria and dysphagia due to the opercular syndrome in multiple sclerosis. *Mult Scler*, 13 : 817-819, 2007.
5) Calcagno P, et al : Dysphagia in multiple sclerosis-prevalence and prognostic factors. *Acta Neurol Scand*, 105 : 40-43, 2002.
6) De Pauw A, et al : Dysphagia in multiple sclerosis. *Clin Neurol Neurosurg*, 104 : 345-351, 2002.
7) Poorjavad M, et al : Oropharyngeal dysphagia in multiple sclerosis. *Mult Scler*, 16 : 362-365, 2010.
8) Bergamaschi R, et al ; DYMUS Group : Validation

of the DYMUS questionnaire for the assessment of dysphagia in multiple sclerosis. *Funct Neurol*, 24 : 159-162, 2009.
9) Prosiegel M1, et al : Dysphagia and multiple sclerosis. *Int MS J*, 11 : 22-31, 2004.
10) Restivo DA, et al : Botulinum toxin improves dysphagia associated with multiple sclerosis. *Eur J Neurol*, 18 : 486-490, 2011.
11) Bogaardt H, et al : Use of neuromuscular electrostimulation in the treatment of dysphagia in patients with multiple sclerosis. *Ann Otol Rhinol Laryngol*, 118 : 241-246, 2009.
12) Marrosu F, et al : Vagal nerve stimulation improves cerebellar tremor and dysphagia in multiple sclerosis. *Mult Scler*, 13 : 1200-1202, 2007.

■**執筆者** 巨島　文子

10 重症筋無力症（MG）

重症筋無力症の概要

1. 概要

- 重症筋無力症（myasthenia gravis：MG）は，横紋筋アセチルコリン受容体（AChR）の抗体または神経アグリン受容体（MuSK蛋白）の抗体がつくられる自己免疫疾患（図1）．
- 発症年齢は15～60歳，女性にやや多い．
- 自己抗体のため神経から筋への伝達が阻害され，筋の疲労を特徴とする．
- 胸腺異常（過形成または胸腺腫）を70～80％に合併する．

2. 臨床症状

- 外眼筋，眼輪筋，咽頭喉頭筋が好発部位．
- 複視，眼瞼下垂で発症することが多い．
- 症状は構音障害，嚥下障害・呼吸困難・四肢筋力低下などさまざま．
- 抗MuSK抗体（＋）の場合は，球麻痺が主症状となることが多い．
- 症状に日内変動があり，午後から夕方にかけて症状が強くなることが多い．
- 反復動作（疲労）で増悪し，安静により回復する．
- 急性増悪（クリーゼ）を起こすことがあり，呼吸不全や誤嚥など重篤な状態になることもある．

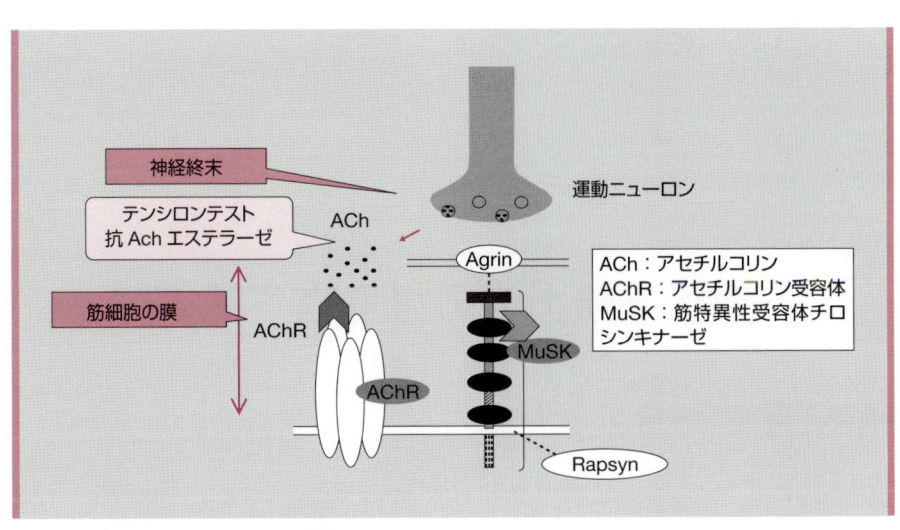

図1 抗AchR抗体と抗MuSK抗体
抗MuSK抗体陽性のMG（球症状が多い）．

3. 病型と重症度分類

- 成人型
  - Ⅰ型：眼筋型.
  - ⅡA型：軽症全身型. 抗コリンエステラーゼ剤によく反応.
  - ⅡB型：中等全身型. ⅡA型より重症. 抗コリンエステラーゼ剤に対する反応は不十分.
  - Ⅲ型：急性劇症型. 急性に全身症状が進行. 呼吸困難, クリーゼを伴う.
  - Ⅳ型：晩期重症型. Ⅰ型またはⅡ型で発症し, 2年以内にⅢ型に至るもの.
- 小児型
  - 新生児型.
  - 若年型.

4. 診 断

- テンシロンテスト：エドロホニウム（即効性抗コリンエステラーゼ）を静注し, 眼瞼下垂や外眼筋麻痺, 呼吸筋麻痺が明らかに改善すれば陽性とする（図2）.
- 電気生理学的検査：末梢神経反復刺激, M波の減衰（低頻度刺激）.
- 抗アセチルコリン受容体抗体：陽性, または, 抗MuSK抗体：陽性.
- 胸腺の異常影.

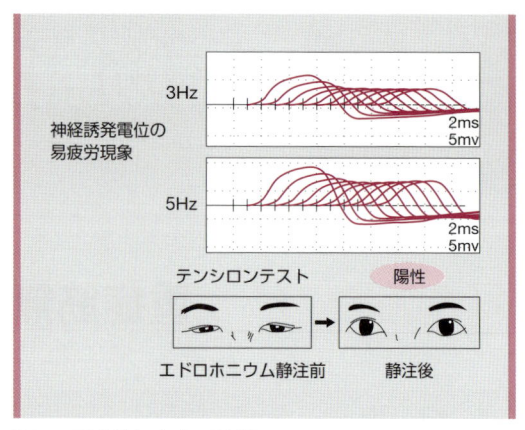

図2　重症筋無力症の診断

5. 治 療

- 胸腺腫例は可能な限り, 根治的な拡大胸腺摘除術を施行する.
- 眼筋型はコリンエステラーゼ阻害薬, ステロイド療法.
- 全身型はステロイド療法, 免疫抑制薬の併用.
- 難治例は, さらに血液浄化療法や免疫グロブリン大量療法, ステロイド・パルス療法が併用される.

6. 予 後

- 治療により80％の症例は軽快または寛解.
- ADL, QOLの観点からは, なお30％の患者が不満を訴え, 社会生活に困難をきたしている症例も少なくない.

重症筋無力症の摂食嚥下障害

1. 摂食嚥下障害の特徴

- 嚥下筋力の低下により起こる（軟口蓋挙上不全, 舌骨挙上不全）.
- 眼筋型の中に嚥下障害を自覚しているものがある[1].
- 摂食による疲労現象がみられる.
- 摂食時間の後半にwarm up現象がみられることもある[2].
- 症状の寛解・増悪がある.

- 胸腺摘出術後やクリーゼにより摂食嚥下障害が極めて重篤となることがある.
- 球症状が初発となることもある（抗MuSK抗体陽性のタイプ）[3].
- 嚥下造影におけるテンシロンテストでMGと診断されることがある[4,5].

2. 摂食嚥下障害の評価

- ベッドサイドのテスト：反復唾液のみテスト，改訂水飲みテスト（ただしMGは症状に変動があるため1回のみではスクリーニングできない）.
- 嚥下造影（VF）.
- テンシロンテストによる改善（図3）DVD10-1.
- 疲労現象の観察（程度・時間など）.

3. 症 例

20歳代女性，筋ジストロフィーに合併したMG

- 主訴：嚥下障害
- X年末，嚥下障害が出現．翌年春から四肢脱力．他院で筋生検を施行され，筋ジストロフィーと診断された．徐々に進行．日内変動，疲労現象があるため，VFを施行．テンシロンテストにて著明な改善を認めた.
- VFにおけるテンシロンテストによりMGと診断.
- 筋ジストロフィーの診断を受けていたためMGの症状に気づきにくく，診断が遅れた.

70歳代男性，嚥下障害が主症状のMG

- 主訴：嚥下障害
- Y年初め頃に肺気腫を指摘され，内科で治療．同年8月頃より，構音・嚥下障害が出現し，誤嚥性肺炎を起こすようになったため，神経内科

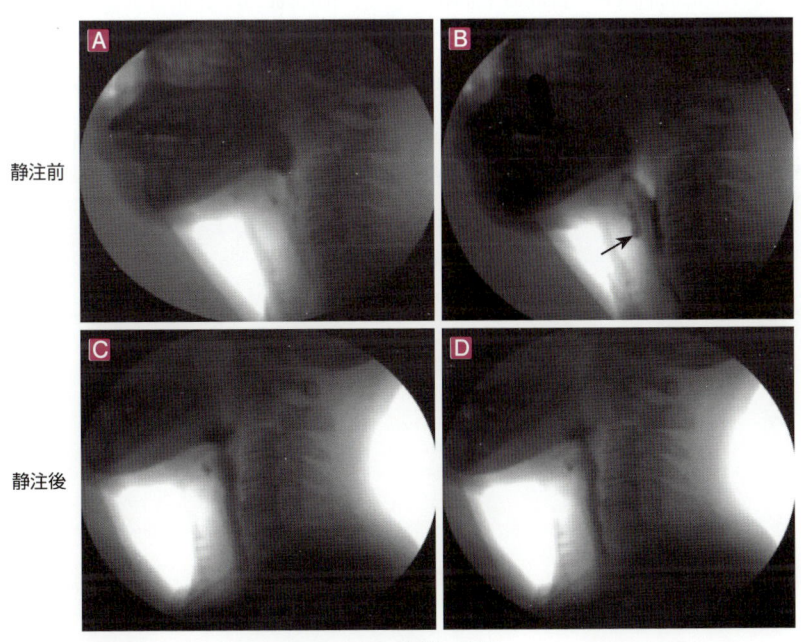

図3 テンシロンテスト（エドロホニウム静注）前後
（A, B）静注前には誤嚥（→）がみられる.
（C, D）静注後には誤嚥がみられない.

紹介.
- 受診時,四肢の筋力低下や眼瞼下垂は認めず,開鼻声を中心とした構音障害,嚥下障害あり.これらの症状は,易疲労性を認めたため,精査入院.
- 神経学的所見：構音障害（開鼻声）,嚥下障害あり,眼瞼下垂なし,複視なし,四肢筋力低下も認めず.抗AChR抗体：陰性.
- VFにおけるテンシロンテスト陽性よりMG疑う.抗MuSK抗体（＋）が判明した.

　球麻痺が主症状の嚥下障害では,MuSK抗体（＋）のMGを鑑別する必要がある.

重症筋無力症の摂食嚥下障害対策

- 変動する病状にあわせたタイムリーな対応.
- 咀嚼嚥下の疲労現象を早期に発見.
- 増悪時やクリーゼのときは
  ①原則として経口摂取は中止する.
  ②寛解する可能性があるので,あせって食べないよう指導.
  ③誤嚥はMGの症状をさらに悪化させる.
- 嚥下障害悪化のサイン（しゃべりにくい,鼻声,のどの違和感,水分が鼻へ逆流など）に平素より注意するよう指導する[6].

参考文献

1) Oda AL, et al：Clinical, endoscopical and manometric evaluation of swallowing in patients with acquired autoimmune myasthenia gravis. *Arq Neuropsiquiatr*, 60：986-995, 2002.
2) 野﨑園子・他：重症筋無力症患者の寛解期における摂食嚥下病態. リハビリテーション科診療 近畿地方会, 1：pp43-47, 2013.
3) Barbaud A, et al：Late onset forms of myasthenia gravis. Comparison with early-onset myasthenia gravis. *Rev Neurol*, 162：990-996, 2006.
4) Warnecke T, et al：Fiberoptic endoscopic evaluation of swallowing with simultaneous Tensilon application in diagnosis and therapy of myasthenia gravis. *J Neurol*, 255：224-230, 2008.
5) Linke R, et al：Assessment of esophageal function in patients with myasthenia gravis. *J Neurol*, 250：601-606, 2003.
6) Koopman WJ, et al：Prediction of aspiration in myasthenia gravis. *Muscle Nerve*, 29：256-260, 2004.

■執筆者　野﨑　園子

11 ギラン・バレー症候群（GBS）

ギラン・バレー症候群の概要

1. 概　要

- ギラン・バレー症候群（Guillain-Barré syndrome：GBS）は，両側性弛緩性運動麻痺をきたす急性発症の免疫介在性多発根神経炎．
- 腱反射消失と軽い感覚障害．
- 脳脊髄液の蛋白細胞解離．
- ガングリオシド抗体は診断の特異度が高い．
- 発症前4週以内に先行感染を伴う．
- 脱髄型（AIDP）と軸索型（AMAN）がある．

2. 疫　学[1]

- 報告により異なるが，発症は10万人当たり年間1人ないし2人．
- どの年齢層にもみられるが，男性が多い．
- 先行感染の病原体同定は10～20%程度．
- 現在知られている病原体はCampylobacter jejuniやEBウイルス，インフルエンザ菌，マイコプラズマ菌など．

3. 臨床症状

- 四肢の筋力低下を主症状するが，感覚障害（しびれや痛み）を伴うことも多い．
- 臨床症状は多様．
- 軽症から劇症まであり死亡例もある（表1）．重症型では顔面神経麻痺，眼球運動麻痺や嚥下・構音障害などの球麻痺，呼吸筋麻痺や自律神経障害（致死的不整脈）を呈する例もある．

表1　Hughesの機能グレード尺度

FQ0	正常
FQ1	軽微な神経症候を認める
FQ2	歩行器，またはそれに相当する指示なしで5mの歩行が可能
FQ3	歩行器，または支持があれば5mの歩行が可能
FQ4	ベッド上あるいは車椅子に限定（支持があれば5mの歩行が不可能）
FQ5	補助換気を要する
FQ6	死亡

(Winer, et al, 文献2)

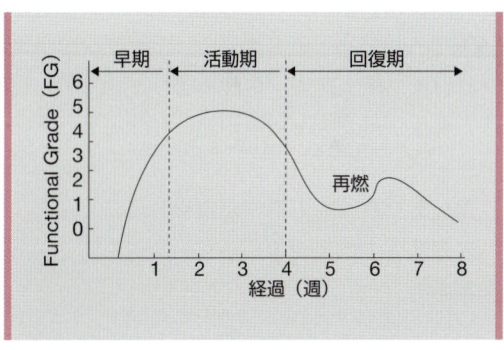

図1　ギラン・バレー症候群の一般的な経過（日本神経学会，文献5）

4. 臨床経過（図1）[3-5]

- 単相性（2～5%で再発あり）．
- 4週間以内にピークに達する．
- ピークを過ぎると軽快（時に再燃あり）．
- 病状のピークには，呼吸筋麻痺をきたして人工呼吸器が必要となる症例や，重篤な自律神経障害を伴う症例もある．
- 全体としての長期予後には，脱髄型（AIDP）

と軸索型（AMAN）に差はない．
- AMANは急速改善例と予後不良例に二分される．ピークまでの時間はAMANのほうが短い．

5. 予後[6]

- 治療法としての免疫調整療法（血漿浄化療法）と免疫グロブリン大量療法（IVIg）はいずれも有効で，重症度を軽減し，回復を早める．
- 急性期の全身管理がきわめて重要．
- 予後はおおむね良好だが，死亡例や後遺症を残す症例も少なくない．
- 補助呼吸が必要になると，生命予後・機能予後ともに不良．
- 予後不良の予測因子はピーク時の重症度，高齢発症，先行感染，Campylobacter jejui感染，発症から入院までの日数が短い，複合筋活動電位の低振幅ないし消失である．
- 回復期のリハビリテーションが，1～2年など長期にわたって必要な症例もある．

ギラン・バレー症候群の摂食嚥下障害[6]

1. 摂食嚥下障害の特徴

- 重症型に多い．
- 顔面神経麻痺（片側・両側いずれもあり）が34%．
- 球麻痺（嚥下障害・構音障害）が約30%．
- 入院後，摂食嚥下機能が顕性化することが多い．
- 重症例で頸部筋力低下がみられる．
- 筋力低下では説明のつかない疲労を訴える場合がある．
- ほとんどが単相性であり，治療により摂食嚥下障害も改善することが多い DVD11-1．

2. 呼吸不全との関連

- 呼吸の悪化は，呼吸と嚥下の協調性を障害し，摂食嚥下機能を悪化させる．
- 呼吸不全により呼吸管理を必要としたのはわが国の調査では13%である[6]．
- 呼吸不全に対し，早期の気管内挿管が誤嚥性肺炎の発症を減少させるとの報告がある．

ギラン・バレー症候群の摂食嚥下障害対策

- GBSの臨床病状と経過を把握する．
- ピークに達するまでは，摂食嚥下機能に対する十分な観察が必要である．
- 摂食嚥下障害のサインを見逃さず，誤嚥予防と栄養管理に努める．
- 重度な自律神経障害により血圧変動が大きい場合は，経口摂取時のベッドアップ時の血圧低下に十分注意する．
- 治療により摂食嚥下障害も改善することが多いので，急性期に誤嚥等の合併症なく乗り切ることが重要である．また，患者にその旨を伝えて，経口摂取についての指示を守るよう伝える．
- 呼吸管理下の重症例では精神症状がみられることも多く，臨床経過への不安や焦りに対し，

摂食についても心理的サポートを行う．
● リハビリテーション全般として，症状改善に長期間を要する例も多く，1～2年を超えるリハ介入が機能予後を改善する．

参考文献

1) 齋藤豊一・他：ギランバレー症候群の全国疫学調査第一次アンケート調査の結果報告結果．厚生省特定疾患　免疫性神経疾患調査研究分科会　平成10年度研究報告書．pp59-60, 1999.
2) Winer JB, et al : Guillain-Barre syndrome. *Lancet*, 1 (8439) : 1202-1203, 1985.
3) Anderson T, Siden A : A clinical study of Guillen-Barre syndrome. *Acta Neurol Scand*, 66 : 316-327, 1982.
4) Winer JB, et al : A prospective study of acute idiopathic neuropathy. I. Clinical features and their prognostic value. *J Neurol Neurosurg Psychiatry*, 51 : 605-612, 1988.
5) 日本神経学会「ギラン・バレー症候群　フィッシャー症候群　診療ガイドライン」作成委員会：13．治療総論　Clinical Question 13-2［ギラン・バレー症候群　フィッシャー症候群　診療ガイドライン］．pp85-88, 南江堂, 2013.
6) 日本神経学会「ギラン・バレー症候群　フィッシャー症候群　診療ガイドライン」作成委員会：ギラン・バレー症候群　フィッシャー症候群　診療ガイドライン2013.

■**執筆者**　野﨑　園子

12 認知症

認知症の概要

認知症の定義とは，一度正常に達した認知機能が後天的な脳の障害によって持続性に低下し，日常生活や社会生活に支障をきたすようになった状態をいい，それが意識障害のないときにみられる（表1）[1]．

日本の高齢者の有病率は3.0〜8.8％とされている．認知症の有病率や罹患率は加齢とともに上昇する．アルツハイマー病は50％，レビー小体型認知症は20％，脳血管性認知症は15％の頻度である（図1）．

原因となる疾患

認知症や認知症様症状をきたす疾患・病態には中枢神経疾患のみならずさまざまな疾患が含まれる．治療可能な認知症もあり，早期診断と適切な治療・処置が必要とされる（表2）[1]．認

表1　認知症の定義（DMS-IV-TR）

A　多彩な認知欠損の発現で，それは以下の両方により明らかにされる． （1）記憶障害（新しい情報を学習したり，以前に学習した情報を想起する能力の障害） （2）以下の認知障害の1つ（またはそれ以上） 　（a）失語（言語の障害） 　（b）失行（運動機能が損なわれていないにもかかわらず動作を遂行する能力の障害） 　（c）失認（感覚機能が損なわれていないにもかかわらず対象を認識または同定できないこと） 　（d）実行機能（すなわち，計画を立てる，組織化する，順序立てる，抽象化する）の障害 B　基準A（1）およびA（2）の認識欠損は，その各々が，社会的または職業的機能の著しい障害を引き起こし，病前の機能水準からの著しい低下を示す． C　経過は緩やかな発症と持続的な認知の低下により特徴づけられる．

（日本神経学会，文献1）

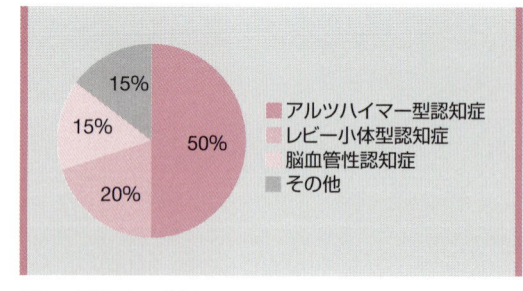

図1　認知症の分類

表2　治療の可能性がある認知症

・甲状腺機能低下症 ・ビタミンB1欠乏症 ・副腎皮質ホルモン異常症 ・正常圧水頭症 ・慢性硬膜下血腫 ・脳腫瘍 ・肝性脳症 ・尿毒症 ・神経Behçet ・全身性エリテマトーデス ・アルコール ・薬物

（日本神経学会，文献1）

表3　認知機能低下を誘発しやすい薬剤

向精神薬	向精神薬以外の薬剤
抗精神病薬 催眠薬・鎮静薬 抗うつ薬	抗Parkinson病薬 抗てんかん薬 循環器病薬（降圧薬・抗不整脈薬・利尿薬・ジキタリス） 鎮痛薬（オピオイド・NSAIDs） 副腎皮質ステロイド 抗菌薬・抗ウイルス薬 抗腫瘍薬 泌尿器病薬（過活動膀胱治療薬） 消化器病薬（H_2受容体拮抗薬・抗コリン薬） 抗ぜんそく薬 抗アレルギー薬（抗ヒスタミン薬）

（日本神経学会，文献1）

表4　認知症のリスクファクター

- 加齢
- 頭部外傷
- 認知症の家族歴
- アルミニウムの摂取
- 母親の高齢出産
- Down症候群
- アポリポ蛋白E4

（日本神経学会，文献1）

表5　周辺症状

- 妄想
- 睡眠リズムの障害
- せん妄，軽度の意識障害
- 徘徊・多動
- 食行動の異常
- 不潔行為
- 抑うつ
- 仮性作業
- 攻撃的行動
- 無気力・無関心
- 意欲低下

知機能低下をもたらす薬剤もあり，注意を要する（表3）[1]．認知症のリスクファクターにも注意する（表4）[1]．

ここでは脳血管性認知症，アルツハイマー病，前頭側頭葉型認知症について，合併する摂食・嚥下障害の特徴とその対応について述べる．

認知症による摂食嚥下障害

認知症疾患治療ガイドライン2010[1]では，摂食嚥下障害は認知症者の予後に重大な影響を与えるとしている．死因となる誤嚥性肺炎を予防するためには，認知症の特徴とその摂食嚥下障害を理解して対応する必要がある．

認知症には中核症状と周辺症状がある．中核症状は記憶障害をはじめとする認知機能障害であり，周辺症状は幻覚，妄想等の心理症状と脱抑制等の行動異常からなる（表5，6）．その他，

個人の性格や環境による違いや，学習能力の低下，病識の欠如，意欲関心の低下，進行性疾患であることなど，先行期が障害されることが多い．また，アルツハイマー病や前頭側頭葉型認知症では大脳辺縁系や前頭葉機能障害により過食傾向を含む食行動の異常を起こす．

認知症治療に用いられる鎮静薬や向精神薬などは嚥下反射を低下させ，不顕性誤嚥の原因となるので注意する（表7）[6]．

表6　中核症状
・記憶障害
・見当識障害
・理解・判断力の障害
・実行機能障害
・感情表現の変化

表7　薬剤性嚥下障害
1. 意識レベルや注意力を低下させる作用
　　抗不安薬・催眠剤・抗うつ薬・抗精神病薬
　　抗てんかん薬・抗ヒスタミン薬（古典的）
　　筋弛緩薬
2. 唾液分泌低下
　　抗コリン薬・三環系抗うつ薬
3. 運動機能低下　錐体外路症状
　　定型抗精神薬・消化性潰瘍治療薬
　　筋弛緩薬

（金子・他，文献6）

嚥下障害の特徴

1. アルツハイマー病

疾患の特徴

　最も頻度の高い認知症疾患である．近時記憶障害が特徴的であり，妄想，うつ症状，アパシーなどの精神症状を高頻度に認める．記憶障害が主で，失語，失行，失認や遂行機能障害，緩徐な発症と進行性の経過，これらの症状による社会生活や日常生活の障害を示す．非アルツハイマー型認知症の鑑別が必要である．抗精神病薬の使用により増悪することがある．

摂食嚥下障害の特徴

● 嗜好・食欲の変化．
● 見当識障害や実行機能の障害．
　・食事開始が困難
　・他のことに気をとられる
　・食器の使い方がわからない
　・異食
● 口腔期の障害：口の中にためこむ．
　先行期障害が主であり，口腔期障害を認めるが，咽頭期嚥下運動は保たれていることが多い．

①先行期障害

● 大脳辺縁系や前頭葉機能低下のために過食傾向を含む食行動異常が出現する．食事中の禁忌行動，早食い，食物をどんどん詰め込む現象や食物選択の変化が起こる．また，食物ではないものや不適切な食べ物（未調理の食品や残飯など）を食べてしまうこともあり，十分に注意する．
● 記憶障害により，食事をすること，食事をしたことを忘れ，食事回数が変動する．義歯の装着や食器の使い方，食べ方を忘れる．
● 失認などにより食事器具や食物の場所がわからなくなり，それを認識できない．
● 失行症状により，箸やナイフ，フォークなどがうまく使えない．口腔内への食物の取り込みができなくなり，摂食・食事動作ができなくなる．
● 言語障害により嗜好を伝えることや食事中の注意を守れなくなる．
● 重症例では意欲が低下し，経口摂取そのものが困難となる．

②口腔期障害

● いつまでも咀嚼している，口の中にため込んで嚥下しないなどの症状があり，口腔内通過時間が延長する．

③咽頭期障害

● 嚥下反射は後期まで保たれることが多い．
● 重症例では咽頭残留，食道入口部開大障害が出現する．

嚥下障害への対応

- 先行期障害が多く，十分な介助と分食で食事量を確保する．
- 食欲増進を促す食事を準備することや食べやすい形状にして提供し，自力での摂取を促す．人工栄養による栄養管理も重要であるが，倫理的な問題もあり十分な検討を要する．

症例：70 歳代女性，アルツハイマー病
（DVD12-1）

施設に入所中，嚥下機能評価目的で受診された．口の中にため込んで食事摂取が進まず，体重が減少していたため，食事形態をペースト状にしていた．嚥下造影検査には非協力的で集中力がなく，途中で立ち上がろうとしたりすることもあった．味をつけた造影剤やゼリーは口腔内にためこむが，咀嚼を要する食品では咀嚼運動とともに口腔から咽頭への移送がみられ，咽頭期嚥下運動が保たれていることが確認された．咀嚼が不十分なこともあるので，軟菜食にしてあいーと®など見た目の良い食品を用いて食事摂取を促したところ，再び経口摂取量が安定した．咀嚼による口腔内移送の改善を図った症例である．

2. 脳血管性認知症

脳卒中後遺症として摂食嚥下障害をきたす（第 13 章「脳血管障害」参照）．
- 皮質性血管性認知症（多発梗塞性認知症）
- 限局性梗塞型（視床，海馬など）
- 小血管病変性認知症

多発性ラクナ梗塞，Binswanger 病（進行性皮質下血管性脳症）は嚥下障害を合併しやすい．

危険因子があり，高血圧，糖尿病，脂質異常症，心房細動，うっ血性心不全などの基礎疾患の管理が重要である．脳血管障害の再発や栄養不良が摂食嚥下障害を増悪させる．栄養管理とともに，再発予防を含めた確実な内服を心がける必要がある．

誤嚥性肺炎は認知症の重症度，向精神薬の使用，大脳基底核の梗塞の合併や両側病変により

表8　嚥下造影所見によるアルツハイマー病と脳血管性認知症の嚥下障害の比較（Suh, et al, 文献 5 を改変）

Stage		AD	VaD	p
口腔期	食塊形成と咀嚼	1 (7.1%)	13 (38.2%)	0.039
	口腔内残留	6 (40.0%)	5 (14.7%)	0.069
	口腔内停滞	4 (26.6%)	6 (17.6%)	0.470
	5 秒以上の口腔内移送の遅延	11 (73.3%)	11 (32.3%)	0.008
咽頭期	咽頭残留	12 (80.0%)	23 (67.6%)	0.502
	嚥下反射の遅延	10 (66.6%)	25 (73.5%)	0.735
	舌骨・甲状軟骨の運動	6 (40.0%)	24 (70.5%)	0.043
	喉頭蓋の反転	3 (20.0%)	18 (52.9%)	0.032
	食道入口部開大	1 (6.6%)	6 (17.6%)	0.414
	喉頭侵入	11 (73.3%)	19 (55.8%)	0.248
	誤嚥	2 (13.3%)	16 (47.0%)	0.024
	顕性誤嚥	2 (13.3%)	8 (23.5%)	0.702
	不顕性誤嚥	0 (0.0%)	11 (32.3%)	0.011

AD：アルツハイマー病　VaD：脳血管性認知症

増加し，夜間の不顕性誤嚥が重要である．ドパミン作動性神経と迷走神経知覚枝の機能が低下してサブスタンスＰの放出を抑制し，嚥下反射・咳反射が低下し，不顕性誤嚥が増加する．口腔感覚神経刺激のための口腔ケアやACE阻害薬，アマンタジンの使用が推奨されている．また，顎引きなどの姿勢調整も勧められる．

嚥下関連筋の筋力トレーニング，嚥下反射の誘発，呼吸リハビリテーションなどの基礎訓練を行いながら，姿勢調整・食品調整により誤嚥を予防して直接訓練を進める．認知症はリハビリテーションの阻害因子である．

アルツハイマー病と脳血管性認知症の嚥下造影所見を比較した報告では，アルツハイマー病のほうが口腔内移送は遅延しているが咽頭期誤嚥に関しては少ないことが示されている（表8）．

3. 前頭側頭葉変性症（frontotemporal lober degeneration：FTLD）

疾患の特徴

- 症候学的には前頭側頭型認知症（frontotemporal dementia）と進行性非流暢性失語，意味性認知症の3つに分類される．
- 発症から疾患の経過を通して人格障害，性格変化と社会的行動の障害が顕著にみられる．空間的能力，行為，記憶といった道具的認知機能は正常か比較的良好に保たれている．行動異常を改善する目的で選択的セロトニン再取り込み阻害薬の使用が推奨されている．
- 脱抑制や常同行動，食行動異常（過食・嗜好の変化）などがあり，これらの特徴を踏まえた行動療法が有効である（表9）．

摂食嚥下障害の特徴

- 食欲・嗜好の変化：大食，偏食，食事へのこだわり．
- 常同行動：食事中の立ち歩き，食事の場所・食物へのこだわり．
- 口腔期障害：口の中にためこむ．

病初期から常同的食行動異常があり，特定の食べ物ばかりを作ったり，食べたりする．甘みや濃厚な味付けの物を好むといった嗜好の変化，盗食などもある．進行期には大食や手に取る物を何でも口に運ぶ口唇傾向がみられる．注意の維持困難があり，1つの行為を持続できない．定刻になると食事時間を待てないなどの問題もある．これらの常同行動，行動異常を踏まえた行動療法が有効である．

運動ニューロン疾患型（FTD-MND）ではALSと同様，上肢の麻痺や高度の嚥下障害をきたす．麻痺により自己摂取は困難であり，介助を要する．また，嚥下障害は延髄運動神経核の一次的病変による球麻痺症状と上位運動ニューロン徴候としての偽性球麻痺症状とが認められる．これらの症状が病期の進行により変化するため，嚥下動態も変化する．口腔期では顔面，

表9　前頭側頭型認知症の特徴

初発症状	：人格障害，情緒障害
病期前半	：記憶障害，見当識障害はほとんどみられない．
進行期	：自制力低下 　（粗暴，短絡，相手の話は聞かず一方的にしゃべる） ：感情鈍麻，異常行動 　（浪費，過食，異食，収集，窃盗，徘徊，他人の家に勝手にあがる） ：人格変化（無欲，無関心）感情の荒廃が高度になる ：対人的態度の変化，人を無視，馬鹿にした態度，診察に対して非協力，不真面目，ひねくれた態度 ：滞続症状，意味もなく同じ内容の言葉を繰り返したり同じ行動を繰り返す ：進行性の失語症症状

舌，咬筋の筋力低下，筋萎縮により食塊形成不全，口腔から咽頭への移送の障害を生じる．また，咽頭期嚥下運動は惹起不全および軟口蓋運動低下，咽頭収縮不良，喉頭挙上不良により高度に障害される．一般的には固形物，粘稠な食物の嚥下が困難で，その後は水分および唾液でもむせるようになる．

病期の進行に伴い呼吸管理，人工栄養を考慮する．呼吸管理として気管切開術，呼吸器装着などを考慮する必要がある．誤嚥防止手術として気管食道分離，喉頭摘出術などがあるが，手術侵襲，手術の時期，音声，呼吸器装着などを十分に考える必要がある．栄養状態を良好に保つことが嚥下動態の保持につながる．

FTLDでは病変部位により弁蓋部症候群(Opercular syndrome)を合併する場合がある．弁蓋部症候群とは両側前頭・頭頂弁蓋病変で生じる皮質型の偽性球麻痺である．症候学的には両側性に顔面下部，舌筋，咽頭筋，喉頭筋，咬筋の随意運動が障害され，構音，発声，咀嚼，嚥下の障害が出現する．顔面の随意運動は消失し，筋緊張が低下して無表情で，弛緩した表情で閉口が困難となり，流涎が持続する．核下性の脳神経症状に似た症候を示す．自動的な瞬目やあくびは障害されず，反射的な自動運動の障害は保たれている．自動運動−随意運動解離(automatic voluntary dissociation)を特徴とし，構音不能と嚥下障害を呈する．発語失行をきたすこともある．

偽性球麻痺と区別される特徴として，筋緊張の低下を認め，四肢の運動麻痺はないか軽度であること，痙縮を伴う強制泣き・笑いが欠如するとされている．

先行期障害として認知症，失語，失構音，失行など高次脳機能障害を認めることがある．島回は味覚，嗅覚を含め，嚥下との関わりが深く，障害されると，さらなる嚥下機能の増悪をもたらす．口腔機能障害は高度で顔面，舌，軟口蓋の随意的運動の低下が著明で食物の取り込みや閉口が困難で口唇から食物がこぼれやすい．舌運動障害と咀嚼筋麻痺による食塊形成不全および咽頭への送り込み障害などがある．咽頭期については偽性球麻痺のように保たれた症例と障害された症例の報告がある．

嚥下障害は発症初期に重度で誤嚥性肺炎のリスクを伴うが，食形態の調整と適切な援助を行うことで経口摂取に必要な嚥下能力を獲得できるとしている．

Maoら[7]はFCMS患者3例を報告し，嚥下障害は発症初期に重度で誤嚥性肺炎のリスクを伴うが，食形態の調整と適切な援助を行うことで経口摂取に必要な嚥下能力を獲得できるとしている．一方でMarianiら[8]は，咀嚼や顔面の運動麻痺は軽減する可能性はあるが，嚥下機能は回復しにくいと報告している．Weller[9]は62例の文献調査から，FCMSの嚥下障害は非可逆的であると報告している．

嚥下障害への対応

嚥下障害に対する治療法は確立されていないため，嚥下動態に即した嚥下訓練を行う．偽性球麻痺に準じた嚥下訓練を施行する．口腔機能訓練や罹患筋に対して運動療法を実施する．咽頭への移送障害に対して姿勢調整（リクライニング位）や食品調整，奥舌に食物を挿入する方法がある．また，咀嚼運動や電気刺激療法を用いて嚥下運動を誘発した報告もある．咽頭期障害を認めた症例にバルーン法が有効であるとする報告もある．人工栄養を含めた栄養管理を要する．

島は味覚，嗅覚を含め，嚥下との関わりが深く，障害されるとさらなる嚥下機能の増悪をもたらす．Hamdyら[10]の研究では，島が嚥下のneural networkに組み込まれていると推測されている．

嗅覚刺激によるブラックペッパーオイル刺激で島皮質の血流改善と嚥下反射の潜時が短縮される．これにより嚥下障害の改善や誤嚥性肺炎

の罹患率を低下させる可能性がある．

参考文献

1) 日本神経学会監修：認知症疾患治療ガイドライン 2010．医学書院，2010．
2) Jacqueline kindell（著）・金子芳洋（訳）：認知症と食べる障害．医歯薬出版，2005．
3) 野原幹司：認知症患者の摂食・嚥下リハビリテーション．南山堂，2011．
4) 山脇正永：認知症［藤島一郎監修：疾患別に診る嚥下障害］．pp279-289，医歯薬出版，2012．
5) Suh MK, et al：Dysphagia in patients with dementia：Alzheimer versus vascular. *Alzheimer Dis Assoc Disord*, 23：178-184, 2009.
6) Carl LL，Johnson PR（著）・金子芳洋，土肥敏博（訳）：中枢神経系に悪影響を及ぼす薬剤［薬と摂食・嚥下障害］．pp31-180，医歯薬出版，2007．
7) Mao CC, et al：Anterior operculum syndrome, *Neurology*, 39：1169-1172, 1989.
8) Mariani C, et al：Bilateral perisylvian softenings：bilateral anterior opercular syndrome (Foix-Chavany-Marie syndrome). *J Neurol*, 223：269-284, 1980.
9) Weller M：Anterior opercular cortex lesions cause dissociated lower cranial nerve palsies and anarthria but no aphasia：Foix-Chavany-Marie syndrome and "automatic voluntary dissociation" revisited. *J Neurol*, 240：199-208, 1993.
10) Hamdy S, et al：Organization and reorganization of human swallowing motor cortex：implications for recovery after stroke. *Clin Sci*（*Lond*）, 99：151-157, 2000.

■執筆者　巨島　文子・山脇　正永

13 脳血管障害

脳血管障害の概要

脳血管障害とは脳梗塞，脳出血，くも膜下出血などである．

2012 年度，脳血管障害は日本人の死亡原因の第 4 位であり，再発予防と治療が重要である[1]．生活習慣の改善，危険因子の管理，確実な薬物治療を要する．危険因子としては，高血圧，糖尿病，脂質異常症，喫煙，心房細動，過量飲酒などがあり，最近はメタボリックシンドロームも注目されており，適切な栄養管理を要する[2]．

1. 脳梗塞

発症病型として血栓性，塞栓性，血行力学性に，臨床病型としてアテローム血栓性梗塞，心原性脳塞栓症，ラクナ梗塞に分類される．

診断

頭部 CT, MRI にて診断し，神経超音波検査（頸動脈超音波検査など），脳血流検査（SPECT・PET など），脳血管造影検査などを行い，原因検索や評価を行う．また，心臓や静脈，凝固系の検査も必要とされる．

脳卒中重症度は National Institute of Health Stroke Scale（NIHSS）を用いて評価する（0 〜 40 点）．意識・注視・視野・顔面麻痺・四肢麻痺・運動失調・感覚障害・失語・構音障害・消去現象と無視の評価項目がある．

治療

①急性期

recombinant tissue plasminogen activator（rt-PA）静注療法，外科治療，血管内治療，臨床病型に応じた急性期治療，再発予防を行う．また，血圧管理，循環管理，呼吸管理，血糖管理，体温管理，電解質管理などの全身管理を行う．

②慢性期

高血圧，糖尿病，脂質異常症の管理，節酒，禁煙など危険因子の管理が重要である．抗血小板療法・抗凝固療法，適応があれば，血管内治療・外科的治療を検討する．

2. 脳出血

脳出血とは脳実質内に出血する病態である．近年，脳出血による死亡率は低下している．原因は高血圧が 60 〜 70％と多く，好発部位は脳幹，小脳，被殻，視床などである．脳動脈瘤，もやもや病，血管奇形などが原因の可能性もあり，脳血管造影検査を施行する．発症から 6 〜 12 時間以内では血腫増大の可能性があり，急変する可能性があるので注意する．

急性期

治療には保存的治療と外科的治療がある．
保存的治療は再出血の予防，血圧・脳圧管理と合併症治療である．再出血予防目的で止血剤の点滴静注を行い，安静を保持する必要がある

（グレード B）[1]．

外科的治療としては開頭術，血腫吸引術などがある．急性水頭症が起こった場合には脳室ドレナージを行う．

慢性期

高血圧症に対して，降圧療法が推奨される（グレード A）[1]．うつ症状がみられることがあり，認知機能や身体機能，日常生活動作（ADL）を障害する因子となるため，薬物治療が推奨されている（グレード B）[1]．

3. くも膜下出血

原因の多くは脳動脈瘤の破裂である．原則的に出血後 72 時間以内の早期に外科的治療を行う．再破裂の予防目的の管理と脳血管撮影を行い，診断，治療へと進める必要がある．未破裂動脈瘤では再出血の予防がきわめて重要であり，予防的処置として外科的治療，血管内治療を行う（グレード A）[1]．

脳血管障害に伴う摂食嚥下障害

1. 嚥下障害の概要

急性期には高率に嚥下障害を合併し，低栄養と脱水をきたす．栄養障害があると，死亡率，機能障害，転帰不良ともに増大する[3]．

スクリーニング	37～45%
臨床検査	51～55%
嚥下造影など	64～78%
呼吸器感染症の合併率	22%

摂食嚥下障害が存在すると，存在しない群に比して肺炎の罹患率は 3 倍となる．誤嚥が認められる群では 11 倍と高率に肺炎をきたす[4,5]．誤嚥の危険が高いと判断されれば，適切な栄養摂取方法および予防法を考慮する（グレード B）[1]．栄養サポートチームによる栄養管理が推奨される．

2. スクリーニング・検査

嚥下機能のスクリーニングや検査などを適切に行い，栄養摂取経路や食形態，姿勢，代償嚥下法の検討と指導を行うことが勧められている[1]．

〈スクリーニングテスト〉

- 反復唾液飲みテスト（repetitive saliva swallowing test：RSST）
- 改訂水飲みテスト（modified water swallow test：MWST）
- 水飲みテスト（30ml）
- 簡易嚥下誘発試験（simple swallowing provocation test：SSPT）

〈検査〉

- 嚥下内視鏡検査（fiberoptic endoscopic evaluation of swallowing：FEES or VE）
- 嚥下造影検査（videofluoroscopic swallowing study：VFSS or VF）
- 嚥下圧，嚥下音，筋電図

3. 脳梗塞の病型別嚥下障害の特徴（表1）

広範囲梗塞，多発性梗塞，脳幹梗塞などは嚥下障害の高危険群であり，各々に特徴がある[6,7]．

偽性球麻痺（図1）

● 皮質延髄路（皮質橋路）の障害により惹起遅延型の嚥下障害が認められる（表1）[8]．

13. 脳血管障害

- 口腔期障害を主とし，咽頭期嚥下運動の惹起が遅延し，タイミングのずれによる誤嚥が起こる[9, 10]．
- 大脳皮質・皮質下型には高次脳機能障害を合併しやすく，認知機能障害は肺炎の危険因子である[11]．高度の嚥下障害をきたす弁蓋部症候群を含む[12]．
- 大脳基底核・内包型では誤嚥性肺炎を高率に合併し，両側病変で誤嚥頻度が増大する．ドパミン作動性神経と迷走神経感覚枝の機能が低下してサブスタンスPの放出を抑制し，嚥下反射・咳反射が低下し，不顕性誤嚥が増加する（図2）[13]．

表1　神経機序からみた嚥下障害の分類

期（stage）
中枢神経系からの嚥下運動出力の時間的推移
位相（phase）
食塊の口腔から咽頭，食道への移動の状態
（1）口腔期障害
（2）咽頭期障害（進の分類）
1. 惹起遅延型（偽性球麻痺）
2. 停滞型（球麻痺）
嚥下パターンの出力の異常（CPGの異常）
嚥下の出力の低下・脱落による異常
3. 惹起不全型
孤束核の障害（球麻痺）
咽喉頭の知覚異常

（進，文献8を改変）

- 誤嚥性肺炎の罹患率を減少させる目的でACE阻害薬，シロスタゾールの投与を考慮する（グレードC1）[14]（図3）．
- 舌下神経麻痺を伴う延髄内側梗塞もある[15]．

球麻痺

脳幹梗塞の典型例は延髄外側梗塞（ワレンベルグ症候群）による球麻痺である．

延髄外側梗塞（ワレンベルグ症候群）

- 突然の頭痛，嘔吐をもって発症
- 同側　小脳症状
- 同側　軟口蓋，咽頭，喉頭の麻痺
- 同側　顔面の温痛覚脱失
- Horner症候群
- 反対側　頸部以下の半身の温痛覚脱失
- ワレンベルグ症候群の嚥下障害の頻度は50～94％と幅がある[16-22]．

嚥下動態は顔面麻痺や開口障害などの口腔期障害を認めることもあるが，咽頭期嚥下運動の惹起不全，嚥下パターン出力（CPG）の異常，出力低下などがある[23, 24]．出力低下としては病巣側の声帯麻痺，咽頭収縮不全がみられる．咽頭期嚥下運動の定常性が消失し，一連の運動のパターンが障害される例が認められる．孤束核の障害による喉頭感覚入力障害も重要であ

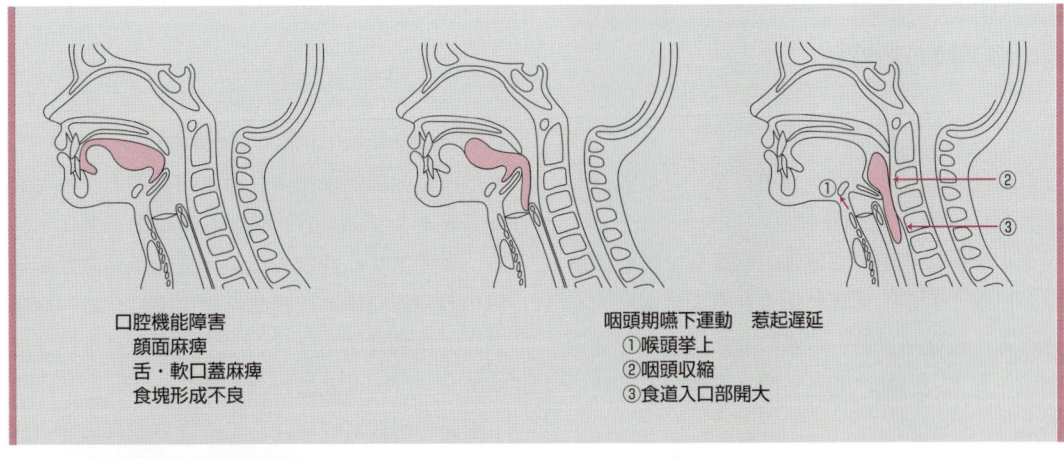

口腔機能障害
顔面麻痺
舌・軟口蓋麻痺
食塊形成不良

咽頭期嚥下運動　惹起遅延
①喉頭挙上
②咽頭収縮
③食道入口部開大

図1　偽性球麻痺による嚥下障害

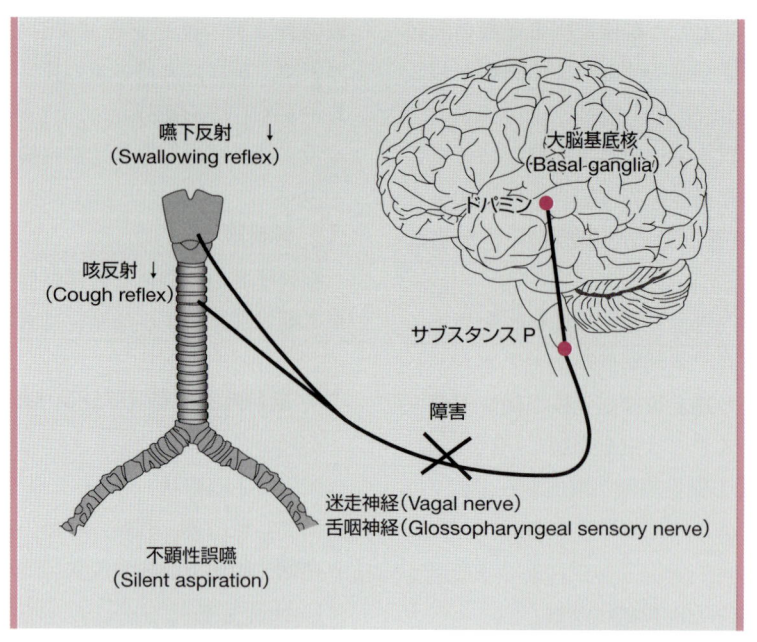

図2　不顕性誤嚥の発生機序

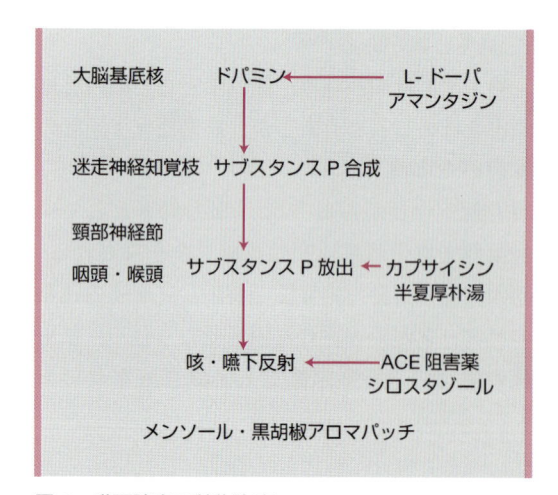

図3　嚥下障害の薬物治療

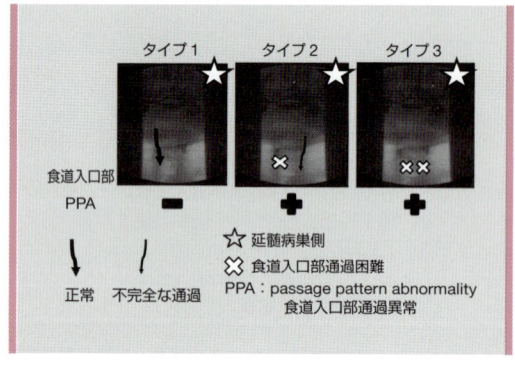

図4　食道入口部通過パターン分類（Oshima, et al, 文献25）

る.
　ここでは食道入口部の通過パターンに着目して3型に分類した（図4）[25]．
　タイプ1は典型例で延髄の病巣側で咽喉頭麻痺が出現するが，延髄健側の食道入口部開大を認める．延髄病巣側への頸頭部回旋などで健側咽頭・食道入口部の通過を図ると嚥下が可能である．
　延髄健側の食道入口部開大不全を認める現象をPPA（passage pattern abnormality）という[25]．その内，延髄病巣側の食道入口部開大が可能なものをタイプ2，不可能なものをタイプ3とする．タイプ2は延髄病巣側を通過させる延髄健側への頸部回旋や延髄病巣側を下にする一側嚥下にて訓練する．タイプ2，3ともバルーン法やチューブのみ訓練などを施行する．
　延髄の吻側病変を含んで垂直方向に広がる病変，PPAがあると重症化する可能性がある．

13. 脳血管障害

リハビリテーションで改善が得られない場合には嚥下関連筋群の筋電図検査を施行し、ボツリヌス毒素注入療法や手術療法を考慮する（図5）[26, 27]．

弁蓋部症候群（Opercular syndrome：Foix-Chavany-Marie 症候群）[13]

- 弁蓋部症候群は，前頭・頭頂弁蓋病変で生じる症候である（図6）[28]．
- 両側性に顔面下部，舌筋，咽頭筋，喉頭筋，咬筋の随意運動が障害され，構音，発声，咀嚼，嚥下の障害が出現する．
- 一般的には両側性で片側性もある．
- 顔面の随意運動は消失し，無表情で顔面筋緊張低下がみられる．
- 嚥下障害は高度であるが，リハビリテーションが有効な症例もある．

脳梗塞急性期の対応

- 脳梗塞（再発予防）
- 嚥下障害のスクリーニング
- 評価・病態理解
- リハビリテーション（表2，3）[29-31]
- 呼吸器感染予防
  口腔ケア，呼吸訓練
- 誤嚥予防（姿勢調整など）
- 栄養管理
- 地域連携（脳卒中地域連携パス）

摂食嚥下障害への対策および治療

- 阻害因子の除去
- 口腔機能を整える
- 胃・食道逆流の予防
- 水分・栄養管理
- 姿勢調整・食品調整（段階的食事訓練）（図7, 8）
- リハビリテーション訓練
- 薬物治療
- ボツリヌス毒素注入療法

図5 延髄外側梗塞による嚥下障害（梅崎，文献27を改変）
CPG：central pattern generator.

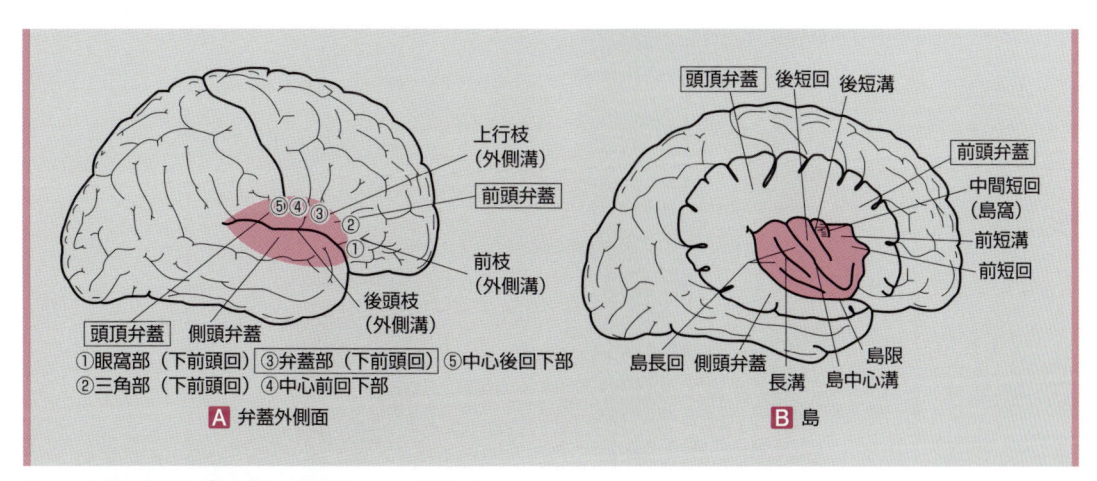

図6 弁蓋外側面と島（河村，文献28より引用改変）
　　□は弁蓋部症候群に関係する領域を示す．

表2 偽性球麻痺の基礎的訓練

- 準備体操
- 口腔機能を整える
  義歯の調整，口腔ケア（口腔内の感覚促通訓練）
- 口腔周囲器官の運動訓練
  口唇，頬，下顎の運動訓練，軟口蓋挙上訓練，構音訓練
- 嚥下器官のリラクゼーション
- 咽頭の感覚入力訓練
  のどのアイスマッサージ
  前口蓋弓冷圧刺激法
  K-point 刺激
- 咀嚼訓練
- 送り込み訓練（舌の筋力増強と可動域拡大訓練）
- 気道防護の訓練（咳嗽訓練，発声訓練）
- 喉頭挙上訓練

表3 偽性球麻痺の直接訓練

意識づけ：覚醒させる
食形態の選択：段階的食事訓練，増粘剤の使用，嚥下食（半固形食　ミキサー食など）
食器の工夫：スプーン，コップなど
嚥下反射促通手技
代償法：姿勢調整（顎引き，頸部前屈，頭部前屈，頸部回旋，一側嚥下）
誤嚥防止・咽頭残留除去：（一口量，交互嚥下，複数回嚥下，息こらえ嚥下，頸部回旋）
咀嚼運動を用いる：（口腔内移動と咽頭期嚥下運動の誘発）
バイオフィードバック：（表面筋電図など）
電気刺激治療
磁気刺激治療

（藤島，文献 29，Crary, et al. 文献 30，倉智，文献 31 を改変）

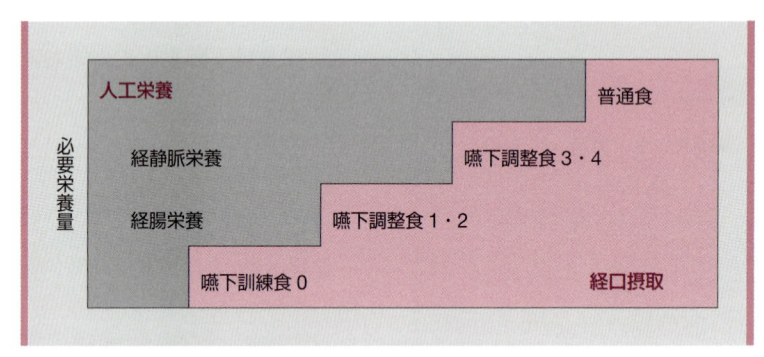

図7 段階的食事訓練と栄養管理

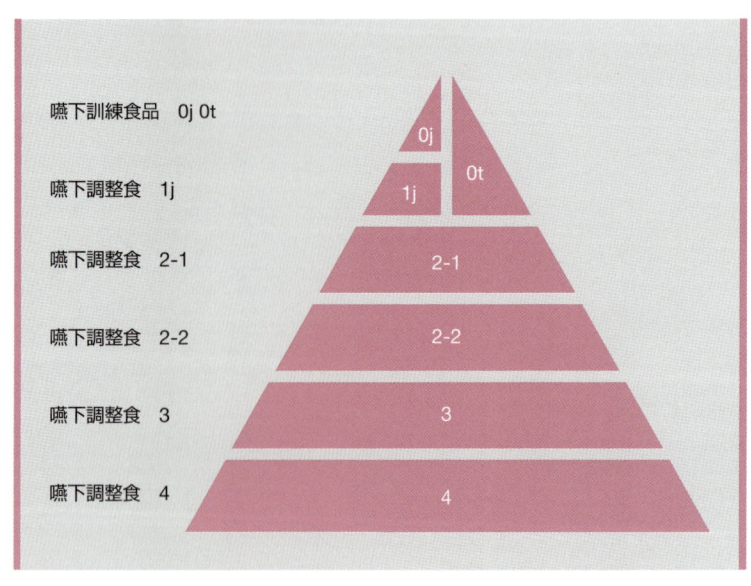

図8 嚥下調整食（日本摂食・嚥下リハビリテーション学会基準 2013 より）

電気刺激治療，磁気刺激治療
- 経皮的舌骨周囲筋群刺激
- 経頭蓋脳磁気刺激
 （Transcranial magnetic stimulation：TMS）
- 経頭蓋直流電流刺激
 （Transcranial direct current stimulation：tDCS）

外科的治療（第14章「嚥下障害の外科治療」参照）
①機能改善手術
　声門・喉頭前庭閉鎖の強化（喉頭枠組み手術）
　甲状軟骨形成術，披裂軟骨内転術
　喉頭挙上の強化（甲状軟骨舌骨挙上術）
　食道入口部開大の強化（輪状咽頭筋切断術）
②誤嚥防止手術

球麻痺への対応
①基礎訓練
- 咽頭期嚥下運動の誘発
- 呼吸リハビリテーション
- 発声・構音訓練
- 姿勢保持訓練
- 食道入口部の開大（バルーン法）
- 筋力トレーニング
- 喉頭挙上の補助（メンデルゾーン法）
- パターン訓練（チューブ飲み訓練）
- 電気刺激療法

②直接訓練
- 食品調整
- 姿勢調整（代償法）：顎引き・横向き嚥下（頸部回旋），一側嚥下
- 嚥下法の工夫：空嚥下
- パターン訓練：水飲み訓練

4. 脳出血・くも膜下出血による嚥下障害への対応

嚥下障害の基本的な治療は脳梗塞に準ずる．脳出血やくも膜下出血では，意識障害が改善すると身体機能，嚥下機能が改善し，経口摂取が可能になることが多いため，経過中，肺炎など呼吸器感染症に注意してリハビリテーションを続ける[31]．嚥下関連筋の筋力トレーニング，嚥下反射の誘発，呼吸リハビリテーションなどの基礎訓練を行いながら，姿勢調整・食品調整により誤嚥を予防して直接訓練を進める必要がある．

5. 症 例

60歳代男性，偽性球麻痺，多発性脳梗塞 DVD13-1

既往に脳梗塞があり，今回，新たな橋梗塞により顔面麻痺，構音障害，左顔面を含む左片麻痺を認めた．嚥下障害は高度の偽性球麻痺で，舌運動など口腔機能の低下があり，口腔から咽頭への移送が不良で造影剤では咽頭期嚥下運動の惹起が遅延し，その間に梨状窩に達してしまった食塊の喉頭流入に対して喉頭閉鎖が遅れることで誤嚥する（喉頭閉鎖不全ではなく，閉鎖のタイミング不良による誤嚥）（図1）．誤嚥のみられなかった体幹角度30°にてゼリーから嚥下訓練を開始した．嚥下調整食ピラミッド（図8）に沿って段階的食事訓練（図7）を施行した．発症3か月後には座位にて全粥ミキサー食の摂取が可能となった．

60歳代男性，偽性球麻痺，多発性脳血管障害，慢性期 DVD13-2

既往に脳梗塞（基底核）と脳出血（被殻）の両側病変があり，誤嚥性肺炎を繰り返して絶食となり，胃瘻を造設されていた．口腔機能が低下しているため座位では頭部後屈位で摂取する．梨状窩に早期流入した食塊が喉頭挙上に伴って喉頭侵入し，嚥下後に誤嚥している．座位のゼリーでは喉頭前庭の残留を誤嚥している．体幹角度45°・造影剤では嚥下運動の惹起が遅

延している間に梨状窩から喉頭前庭に侵入した食塊を嚥下反射惹起前および嚥下中に誤嚥する（喉頭の閉鎖不全はなし）．ゼリー・ミキサー食は誤嚥なく嚥下が可能であり，胃瘻からの経腸栄養を併用して楽しみレベルの経口摂取を開始した．

症例1：40歳代男性，軽症例，左延髄外側梗塞（ワレンベルグ症候群），タイプ1
DVD13-3 ①

高血圧，高脂血症の危険因子があり，左延髄外側梗塞（延髄中部病変）により典型的なワレンベルグ症候群を呈していた．左咽喉頭麻痺があり，右咽頭通過が可能であり，PPAは認めないため，タイプ1である（図4）．左への頸部回旋で右咽頭通過を図ると直接訓練が可能であった．このタイプは嚥下訓練が有効である．正面像は重要で発声とValsalva法により咽喉頭麻痺が明瞭になる．

症例2：70歳代男性，中等症例，左延髄外側梗塞（ワレンベルグ症候群），タイプ2
DVD13-3 ②

左延髄外側梗塞（延髄吻側・中部病変）をきたしてワレンベルグ症候群を呈した．左咽喉頭麻痺をきたしているが，右（延髄健側）の食道入口部通過が困難でPPA（＋）のタイプ2である（図4）．左（延髄病側）咽頭通過を図ると左一側嚥下で少量の水分による直接訓練が可能であった．喉頭侵入がみられるため，0.5％程度のうすめとろみ水を用いて訓練した．バルーン法やチューブのみ訓練などを併用して常食の摂取が可能となった．

症例3：70歳代男性，中等症例，左延髄外側梗塞（ワレンベルグ症候群），タイプ2
DVD13-3 ③

左延髄外側梗塞（延髄吻側・中部病変）をきたしワレンベルグ症候群を呈した．左咽喉頭麻痺をきたしているが，右（延髄健側）の食道入口部通過が困難でPPA（＋）のタイプ2である（図4）．発症当時は左一側嚥下で左（延髄病側）咽頭通過を図ると少量の水分の直接訓練が可能であった．バルーン法やチューブのみ訓練などを行ったが，その後も延髄健側の食道入口部の通過は得られず，右への頸部回旋にて左咽頭通過を図り，全粥，軟菜食の摂取が可能となった．この動画は当時のものである．3年後，健側通過が可能となった．

症例4：60歳代男性，重症例，左延髄外側梗塞（ワレンベルグ症候群），タイプ3
DVD13-3 ④

左延髄外側梗塞（延髄吻側・中部病変）をきたしワンレンベルグ症候群を呈した．左咽喉頭麻痺をきたしているが，両側の食道入口部開大不全を認めるPPA（＋）のタイプ3である（図4）．さまざまな訓練を行ったが，十分な食道入口部の通過はみられず，手術治療（輪状咽頭筋切断術・喉頭挙上術）を行い，経口摂取が自立した．

執筆にあたりご指導いただきました倉智雅子先生（新潟リハビリテーション大学）に深謝します．

参考文献

1) 脳卒中合同ガイドライン委員会：脳卒中治療ガイドライン2009．共和企画，2009．
2) 三原千恵，片多史朗：Topic 25 神経疾患における栄養サポート．静脈経腸栄養，26：899-915，2011．
3) Poor nutritional status on admission predicts poor outcomes after stroke：observational data from the FOOD trial. FOOD Trial Collaboration. *Stroke*, 34：1450-1456, 2003.
4) Martino R, et al：Dysphagia after stroke：incidence, diagnosis, and pulmonary complications. *Stroke*, 36：2756-2763, 2005.

5) Mann G, et al：Swallowing function after stroke：prognosis and prognostic factors at 6 months. *Stroke*, 30：744-748, 1999.
6) Adams HP Jr, et al：Guidelines for the early management of adults with ischemic stroke. *Stroke*, 38：1655-1711, 2007.
7) Daniels SK, Huckabee ML：Dysphagia following stroke 2nd ed. p7, pp127-144, 253-268, Plural Publishing, CA, 2013.
8) 進　武幹：嚥下の神経機序とその異常．耳鼻，40：239-422，1994.
9) 藤　雄一：脳血管障害症例の嚥下動態—X線透視と筋電図の同時記録による研究．耳鼻，28：1126-1160，1982.
10) Ertekin C, et al：Mechanisms of dysphagia in suprabulbar palsy with lacunar infarct. *Stroke*, 31：1370-1376, 2000.
11) Sellars C, et al：Risk factors for chest infection in acute stroke：a prospective cohort study. *Stroke*, 38：2284-2291, 2007.
12) Weller M：Anterior opercular cortex lesions cause dissociated lower cranial nerve palsies and anarthria but no aphasia：Foix-Chavany-Marie syndrome and "automatic voluntary dissociation" revisited. *J Neurol*, 240：199-208, 1993.
13) Arai T, et al：ACE inhibitors and protection against pneumonia in elderly patients with stroke. *Neurology*, 64：573-574, 2005.
14) Shinohara Y：Antiplatelet cilostazol is effective in the prevention of pneumonia in ischemic stroke patients in the chronic stage. *Cerebrovasc Dis*, 22：57-60, 2006.
15) Kwon M et al：Dysphagia in unilateral medullary infarction：lateral vs medial lesions. *Neurology*, 65：714-718, 2005.
16) Kameda W, et al：Study Group of the Association of Cerebrovascular Disease in Tohoku. Lateral and medial medullary infarction：a comparative analysis of 214 patients. *Stroke*, 35：694-699, 2004.
17) 高松和弘，大田泰正：延髄外側梗塞の神経徴候および症状．神経内科，43：87-89，1995.
18) Kim JS, et al：Spectrum of lateral medullary syndrome. Correlation between clinical findings and magnetic resonance imaging in 33 subjects. *Stroke*, 25：1405-1410, 1994.
19) Sacco RL, et al：Wallenberg's lateral medullary syndrome. Clinical-magnetic resonance imaging correlations. *Arch Neurol*, 50：609-614, 1993.
20) 金子尚二・他：延髄外側症候群における病巣側不全片麻ひの発現機序について．臨神経，31：396-401，1991.
21) Norrving B, Cronqvist S：Lateral medullary infarction：prognosis in an unselected series. *Neurology*, 41：244-248, 1991.
22) Fisher CM, et al：Lateral medullary infarction- the pattern of vascular occlusion. *J Neuropathol Exp Neurol*, 20：323-379, 1961.
23) Aydogdu I：Dysphagia in lateral medullary infarction（Wallenberg syndrome）. *Stroke*, 32：2081-2087, 2001.
24) Jean A：Brain Stem Control of Swallowing：Neuronal Network and Cellular Mechanisms. *Physiological Rev*, 81：929-969, 2001.
25) Oshima F, et al：Prediction of dysphagia severity：an investigation of the dysphagia patterns in patients with lateral medullary infarction. *Intern Med*, 52：1325-1331, 2013.
26) Moerman MB：Cricopharyngeal Botox injection. indications and technique. *Curr Opin Otolaryngol Head Neck Surg*, 14：431-436, 2006.
27) 梅﨑俊郎：嚥下の神経機構の解明．*MB Med Red*, 57：222-230，2005.
28) 河村　満：弁蓋・島［平山惠造・河村　満（編）：MRI脳部位診断］．pp184-195，医学書院，1993.
29) 藤島一郎（編著）：よくわかる嚥下障害　改訂第3版．永井書店，2012.
30) Crary MA, Groher ME（著）・藤島一郎（訳）：嚥下障害入門．医歯薬出版，2007.
31) 倉智雅子：言語聴覚士のための摂食・嚥下障害学．医歯薬出版，2013.
32) Takahata H, et al：Early intervention to promote oral feeding in patients with intracerebral hemorrhage：a retrospective cohort study. *BMC Neurol*, 11：6, 2011.

■執筆者　巨島　文子

14 嚥下障害の外科治療

はじめに

1. 手術を考慮するとき

　喉頭の役割は呼吸，嚥下，発声の3つに代表される．甲状軟骨と輪状軟骨による堅固なフレームが気道を確保しつつ，甲状軟骨・舌骨，披裂軟骨などの精緻な運動が嚥下運動の要となる．発声はときに最も重視されるものの，これは呼吸と嚥下が確保されて初めて機能する．

　嚥下障害の手術治療の目的は大きく分けると，嚥下機能を改善させることと，完全な誤嚥防止の2つである．嚥下機能改善手術を"音声機能を温存しつつ嚥下を可能とする手術，永久気管孔を要しないもの"，誤嚥防止手術を"絶対に誤嚥しない構造を作る手術で，永久気管孔を要するため音声は温存しない"と定義されることが多い（表1）．

2. 全身管理と麻酔法

　誤嚥防止手術を考慮する患者は例外なく全身状態不良である．嚥下障害による低栄養がみられ，反復する肺炎のため，あるいは神経筋疾患患者では原疾患のために呼吸状態も不良である．一般には全身麻酔手術の適応となりにくいリスクの高い患者を対象とすることになる．

　また，原疾患の進行による人工呼吸器導入の選択状況によって，局所麻酔が要求されることも少なくない．全身麻酔が危険な病態もあり得る．すでに術後の人工呼吸管理の継続を理解している場合には全身麻酔が選択されやすいが，麻酔科との十分な術前検討が重要である．局所麻酔下での手術が可能な条件としては，患者自身の意思が明確であり，手術時間中の仰臥位の維持が可能であることが必要で，さらに術者側の条件として，低侵襲な術式の選択と，その術式に精通し確実な手技が要求される．

表1　嚥下障害の外科的治療法

（1）機能改善手術
　　声門・喉頭前庭閉鎖の強化（喉頭枠組み手術）
　　　　甲状軟骨形成術，披裂軟骨内転術
　　喉頭挙上の強化（甲状軟骨舌骨挙上術）
　　食道入口部開大の強化（輪状咽頭筋切断術）
（2）誤嚥防止手術

嚥下機能改善手術

1. 適応

　脳卒中，特に延髄外側症候群では，嚥下障害の評価をしたうえでリハビリテーションを施行しても十分に改善しない場合に，機能改善術などの手術治療を検討する．一方，神経筋疾患では疾患の予後に合わせて手術治療を選択する．全身状態や手術侵襲，手術の時期，音声，呼吸

器装着の有無などを十分に考慮する必要がある．進行性の疾患の場合には手術侵襲を加えて短期間の機能を少々向上できたとしても，十分な摂食に至る前に原疾患の悪化・進行から機能が悪化することがあり，嚥下機能改善手術の施行には十分慎重になる必要がある．

嚥下機能改善手術を考慮できる条件は，①患者自身に摂食に対する意欲があること，②嚥下困難な状況を理解し，嚥下訓練や手術治療の内容が理解できること，③気道防御力が保たれていること，すなわち喉頭感覚が残っており咳反射が出る（不顕性誤嚥がない），喀出力があるか，その改善の見込みがあることである．

2. 術　式

嚥下機能改善手術には大きく3つ，喉頭挙上術，輪状咽頭筋切断術（切除術），喉頭枠組み手術があるが，それらを単独で，あるいは組み合わせて行う．術式選択のためには嚥下造影検査や嚥下内視鏡検査の結果から喉頭挙上や食道入口部開大，鼻咽腔閉鎖，声門閉鎖など，個々の嚥下運動を把握・整理し，さらに，誤嚥が起きるメカニズムを把握することが重要である．

原疾患の病態と嚥下障害の病態を適切に理解する必要がある．誤嚥を認める場合には咳反射の有無や喀出力の評価も重要である．それら気道防御反射が弱く，意識レベルが低く，周術期の訓練の受け入れが難しい場合には嚥下機能改善手術の適応にならない．

喉頭挙上術（図1）

喉頭は上昇することで喉頭前庭を狭め，前進することで食道入口部の開大を助ける．喉頭挙上術はこの**図1右**のように喉頭を上昇（前進）させ，食道入口部を弛緩させる術式である．

喉頭挙上術は喉頭挙上（前進）が不足する場合，あるいは咽頭期惹起が遅れる場合が適応である．下顎骨，甲状軟骨，舌骨の3者の処理により術式が変化する．舌骨・甲状軟骨固定により，喉頭蓋を倒して喉頭前庭を狭くすることができる．下顎骨・甲状軟骨連結により下顎と連動して随意的に食道入口部を開くことができる．

輪状咽頭筋切断術・切除術

輪状咽頭筋は上部食道括約機構の要であり，常に陽圧を保って逆流を防いでいるが嚥下時のみ弛緩する．上部食道括約筋の弛緩不全が基本的な適応であるが，中咽頭レベルにおける嚥下圧形成不全に対して行われることが多い（**図2**）．

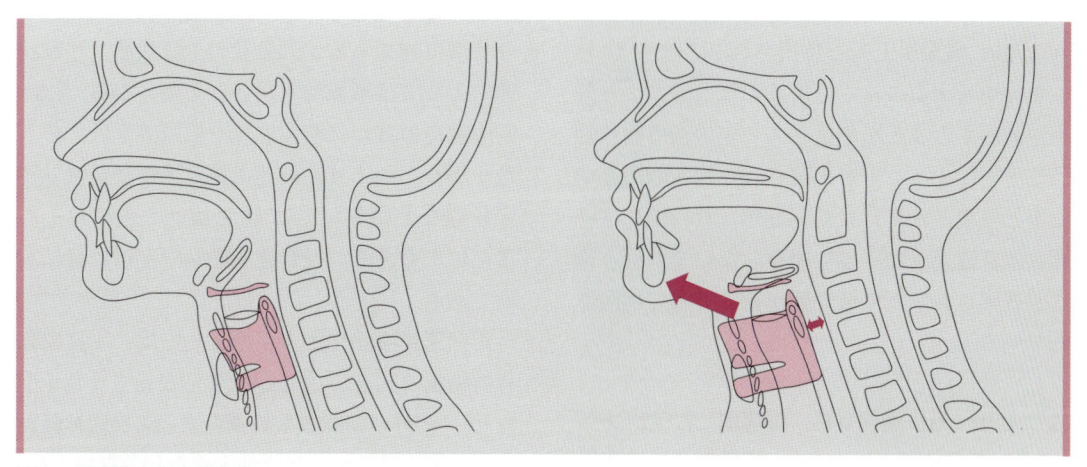

図1　喉頭挙上術の考え方
左図は安静時，右図は喉頭挙上時の咽頭喉頭の模式図である．喉頭挙上術（甲状軟骨下顎骨固定術）は甲状軟骨を下顎骨と連結することで嚥下運動における喉頭挙上時の状態を維持し，また，下顎を突出させて喉頭をさらに前方へ移動させることによって，右図のように食道入口部を開大させる．

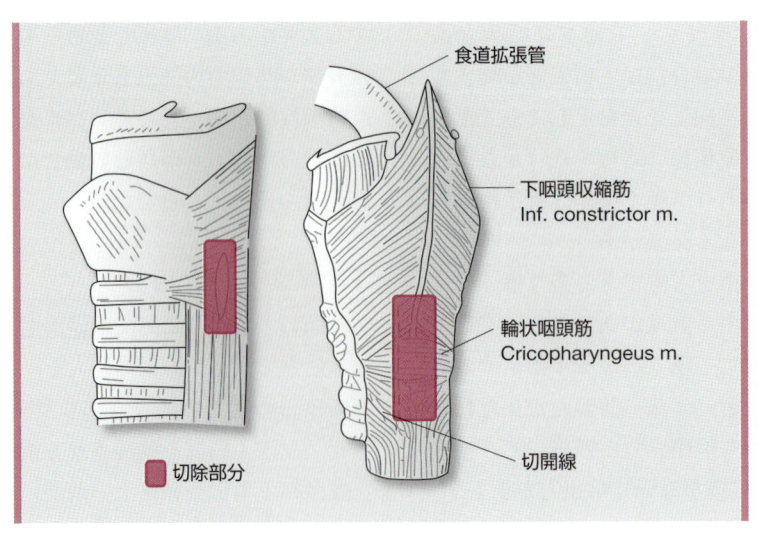

図2 輪状咽頭筋切除術

食道入口部が開大せず下降期型誤嚥を呈する場合の病態は3通りある．①輪状咽頭筋が弛緩しない，②輪状咽頭筋は弛緩しているが中・下咽頭の嚥下圧が不足しているために食道入口部が十分開大しない，③輪状咽頭筋は弛緩しているが喉頭挙上（前進）が不十分なために食道入口部が十分開大しない場合である．輪状咽頭筋切除術は上部食道括約筋を常に弛緩させた状態に保つことを目的とするが，上記①②がよい適応である．喉頭挙上が十分であれば輪状咽頭筋切断術単独でも効果を発揮するが，喉頭挙上が不足する場合には本術式単独では効果が限定されるため，喉頭挙上術と併用されることも多い．

単に切断するのみでは術後の癒着等により効果が減弱することを危惧し，一定の幅で輪状咽頭筋を切除することが推奨され，輪状咽頭筋切除術と表現される．また，近年は経口的に下咽頭食道直達鏡下に（外切開をしないで）行う術式が提案され，より低侵襲な術式として検討されている．

症例：50歳代女性，重症例，右ワレンベルグ症候群，タイプ3，輪状咽頭筋切断術
DVD14-1

右延髄外側梗塞（延髄中部病変）をきたしワレンベルグ症候群を呈した．右咽喉頭麻痺をきたしているが，両側の食道入口部開大不全を認めPPA（＋）のタイプ3である（第13章, p84, 図4参照）．さまざまな訓練を行ったが，十分な食道入口部の通過はみられず，手術治療（輪状咽頭筋切断術）を行い，経口摂取が自立した．

喉頭枠組み手術

一側性喉頭麻痺の原因はさまざまであるが，通常，反回神経麻痺単独では手術を要するほどの嚥下障害はきたさない．一定の嚥下訓練により代償可能であるが，患者の全身状態，呼吸状態によっては積極的な関与が必要となる．また，喉頭麻痺のほかに咽頭麻痺や喉頭感覚低下をきたす場合，つまり高位迷走神経損傷や延髄外側症候群などにおいては嚥下機能改善の鍵となる部位でもある．混合性喉頭麻痺症例で特に有効である．

声門閉鎖を強化する手術としては，①披裂軟骨内転術（図3），②甲状軟骨形成術（一色Ⅰ型など），③外側輪状披裂筋牽引術，④反回神経再建術，⑤声帯粘膜下異物注入術など多彩である．

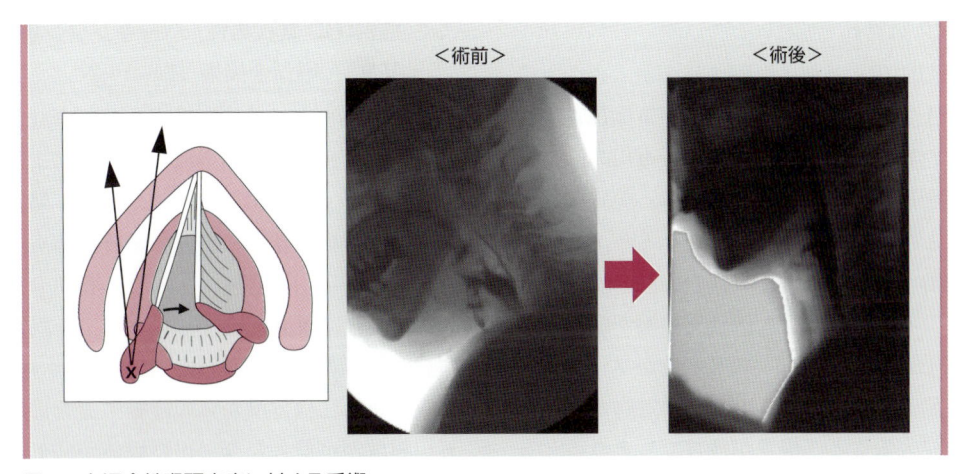

図3 右混合性喉頭麻痺に対する手術
70歳代男性．肥厚性硬膜炎による混合性喉頭麻痺（Ⅴ，Ⅵ，Ⅶ，Ⅸ，Ⅹ麻痺）．披裂軟骨内転術は披裂軟骨筋突起に糸をかけ，甲状軟骨（前方）に牽引することで声帯を内転させる（図3左）．声門閉鎖が改善し，気息性嗄声の改善と挙上期誤嚥を軽減する．この症例では輪状咽頭筋切除術と併用された．
術前（図3中）のVFでは嚥下中誤嚥と，顕著な下咽頭残留による嚥下後誤嚥を認めたが，術後（図3右）VFでは食道入口部開大の改善，声門閉鎖の改善により誤嚥も消失し，下咽頭残留も軽減している．

誤嚥防止手術

1. 適応

　嚥下機能改善手術を目指すか，誤嚥防止手術を選択するかは単純に患者の重症度で決まらない場合がある．誤嚥防止手術はときに経口摂取を目的とせず，誤嚥性肺炎予防など救命措置の意味合いをもつ．重篤な嚥下障害により慢性的な誤嚥[1]）にさいなまれる患者にとっては安全に呼吸ができない点が重要である．絶え間ない唾液の気管流入に対して痰としてそれを喀出する力をもたず，また，その防御反射も低下している患者は，痰の吸引を目的に気管切開を受け，すでに音声機能を奪われていることも多い．誤嚥量が多いと，痰の吸引を30分～1時間おきにしないと呼吸困難をきたしてしまう．すると夜間も頻回に吸痰を受けることになる．近年の在宅医療の体制の変化はこの吸痰処置を家族に頼ることをしばしば強いるが，すると家族ともども極度の不眠にさいなまれることになる．
　誤嚥防止手術の第一の適応はこういった状態の患者である．そして誤嚥防止手術はこの慢性的な誤嚥を完全に解除することができるため，手術当日の晩から患者・家族を吸痰から解放することができる．適切な睡眠と誤嚥性肺炎の恐怖からの離脱はときに患者の全身状態や精神状態を劇的に改善させる．

2. 共通の問題点

音声の喪失

　音声による意思疎通ができなくなるデメリットは無視できない．たとえば認知症や失調を伴う患者には筆談が難しく，音声喪失後の意思疎通手段を完全に失うことにもなりかねない．言語にならなくとも痛みを伝えたり，助けを呼びたいときには音声は有用である．喉頭摘出後の音声再獲得率は神経疾患の誤嚥防止手術の対象患者では低い．代償的な意思疎通法を十分に検討し，原則として患者の納得のうえで行うべき術式である．

永久気管孔

気管切開孔とときに混同されるが，永久気管孔とは上気道と分離された気管が下頸部正中に開口した状態をいう．これは呼吸専用の穴であり，誤嚥防止の構造の象徴である．発声不能となること以上に，鼻呼吸不能となるデメリットにも理解が必要である．吸気の加湿，加温ができなくなるために気管・気管支粘膜が痛みやすく，繊毛運動が減弱すること，鼻がフィルターとして除去していた多くの空中浮遊物が直接気管，肺に入ること，嗅覚が落ちてしまうことなどが患者の生活機能を低下させる．また，入浴時に肩まで湯に浸かることができなくなるなどの制約も生じる．

経口摂取の可能性

誤嚥を完全に消失させることができても，舌運動，咽頭の蠕動様運動などが低下している場合には円滑な嚥下運動の回復はない．口腔から咽頭への送り込みができなければ嚥下しようとしても食道通過障害を生じることがあり得る．この事実はときに本術式施行後の患者を失望させる．術前の機能予後の予測と適切な説明が重要である．

一方，誤嚥消失後に嚥下に対する恐怖が軽減するので，術前に全くみられなかった嚥下運動が回復することがある．また，誤嚥消失による全身状態の改善，栄養状態の改善による筋力増強や四肢運動の改善が経口摂取力の回復によい影響を与えることも経験している．

3. 術式

喉頭全摘術

喉頭癌に対する喉頭全摘術と異なり，下咽頭粘膜をほとんど温存でき，舌骨も温存することが多い．低栄養患者では咽頭の縫合不全が危惧されるが，最もわかりやすい術式で安定した効果がある．

症例：60歳代男性，パーキンソン病（H-Y V度），喉頭全摘術 DVD14-2

車椅子乗車以外はほぼ臥床状態で全介助である．発語はほとんど聞き取れず音声によるコミュニケーションは困難であった．嚥下障害が高度で慢性誤嚥の状態であり，誤嚥性肺炎を繰り返して常時吸引が必要であった．夜間も家人が1時間おきに吸引を施行しており，睡眠がとれず昼夜逆転の状態であった．誤嚥防止手術後（喉頭全摘術）には胃瘻からの経腸栄養を併用して経口摂取が可能となり，口腔機能が低下しているものの好物の肉料理の味を楽しむことができるようになった．肺炎の罹患がなくなり吸引を必要とせず，本人，家族ともに睡眠を確保できるようになった．

症例：50歳代男性，筋萎縮性側索硬化症，喉頭全摘術 DVD14-3

喉頭全摘術前：車椅子乗車以外はほぼ臥床状態で全介助である．構音障害が高度で文字盤とコンピューターでコミュニケーションをとっていた．唾液嚥下も困難で慢性誤嚥の状態であり，自力での排痰は困難であった．食事は口腔内に大量に入れないと咽頭腔への移送ができず，むせながら経口摂取を続けて誤嚥性肺炎を繰り返しており，常に吸引が必要であった．今後，人工呼吸器装着を希望されており，誤嚥防止手術（喉頭全摘術）を希望された．

喉頭全摘術後：誤嚥は消失して安全な経口摂取が可能となった．しかし，口唇，舌，咽頭収縮などの運動が低下しており，嚥下圧が低下して口腔から咽頭への移送が困難である．この点は術前に十分な説明を要する．

術後の食事介助法としては口腔内の移送を改善させる目的で体幹角度30度にて「らくらくごっくん®」を用いて介助を行った．クッキーなど常食摂取の希望もあり，他動的な口唇閉鎖と咀嚼運動で移送は改善した．

＊ここでは在宅での食事方法を確立するために嚥

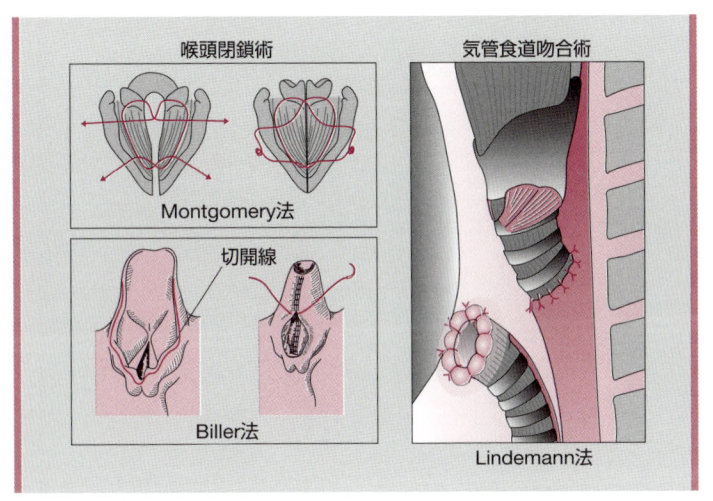

図4　誤嚥防止手術のその他の術式
声門レベルで声帯を縫合閉鎖するMontgomery法（左上図），声門上で喉頭蓋を縫合するBiller法（左下図），声門下で気管を分離して喉頭側を食道に吻合するLindemann法；気管食道吻合術（右図）などが代表的術式である．

下造影検査を行った．本来，被爆の問題があり，照射野に手指を入れることは避ける必要がある．

声門上での喉頭閉鎖手術

喉頭蓋を垂直方向にロール状に狭く形成するBiller法[2]に代表されるが，誤嚥防止としては不確実性が残る．むしろBiller法は前述の喉頭挙上術などとの併用で嚥下機能改善手術として行われることがある（図4）．

声門レベルでの喉頭閉鎖手術

Montgomery法[3]に始まる両側声帯の縫合による閉鎖法である．披裂部分での離開による漏れ（誤嚥）が問題になり，種々の変法が報告された．永久気管孔の狭窄予防目的で輪状軟骨を合併切除する方法など気管カニューレ留置を不要とする工夫も報告されている（図5）．

声門下レベルでの喉頭閉鎖手術

Lindemann法に代表される術式である．喉頭気管分離術[4]，気管食道吻合術[5]などである（図4）（第5章，p45，図18参照）．喉頭気管分離術は誤嚥防止手術のなかでは最も簡便，かつ迅速に施行できるため局所麻酔でも十分可能

である．ほとんどの場合，盲端形成は問題とならないが，ときに温存した喉頭が食塊通過の妨げとなる．

特筆される特長としては，気管食道吻合術は誤嚥防止術施行後の病態の改善により嚥下機能も改善したのちに気管端端吻合によって元の形態に戻す可能性をもっている点がある．小数例ではあるが現実に報告例がある．一方，回復の見込みのない場合でも，患者家族への希望を継ぐ意味合いで本術式が選択されることもある．

症例：50歳代女性，多系統萎縮症，喉頭気管分離術　DVD14-4

構音障害が高度で音声でのコミュニケーションが困難であった．嚥下障害が高度で慢性誤嚥の状態であるが経口摂取を続けており，誤嚥性肺炎を繰り返して呼吸不全の状態であった．車椅子乗車以外はほぼ臥床状態で全介助である．起立性低血圧が高度で，体幹角度45°以上に起こすことはできない．経口摂取の継続目的に誤嚥防止手術を希望された．呼吸機能低下の状況等を考慮して，局所麻酔下に喉頭気管分離術を施行した．術後，口腔機能低下はあるものの安全な経口摂取が可能となり，経腸栄養併用で常

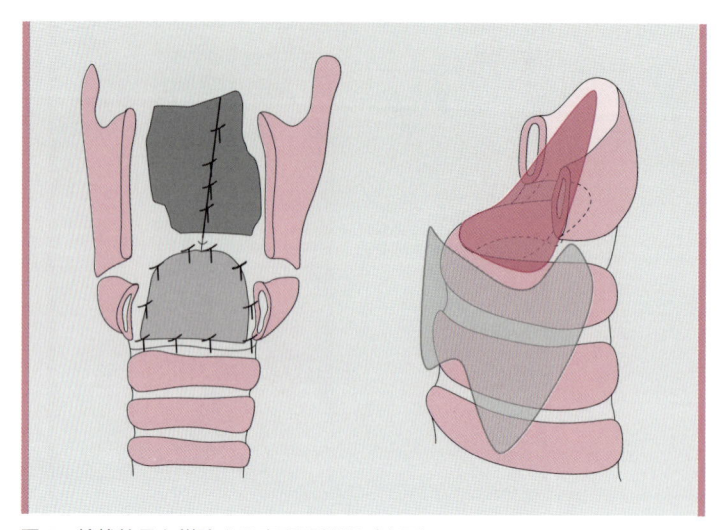

図5 輪状軟骨を鉗除する声門閉鎖術（鹿野）
声門レベルでの閉鎖を確実にするために喉頭截開および輪状軟骨の鉗除を行い（左図），前頸筋の充填により補強する．永久気管孔の狭小化を予防するために輪状軟骨を切除して三角形の気管口を作成する．気管口の維持が確実で気管カニューレが不要となる（大原綜合病院 鹿野真人先生より許可を得て掲載）．

食摂取が可能となった．また，誤嚥が消失して呼吸状態が安定し，車いす座位での外出が可能となった．

＊口から造影剤がこぼれており，頸部を伝って気管孔に入り，むせている場面がある．口腔閉鎖が不十分で口腔機能が低下している患者では，介助にあたり，頸部・気管孔周囲から（外部から）の誤嚥が起こりうるので十分に注意する．

おわりに

嚥下障害の治療における手術の選択は，その目的と期待される効果，限界を理解し，基礎疾患の病態や予後，患者の意欲などを検討することでときに劇的な嚥下機能の改善をもたらすことができる．

手術手技としては難度の高いものでないが適応を見きわめること，術後訓練も見据えた体制と栄養管理も含めた総合力が要求される．

参考文献

1) Eisele DW, et al : Indications for the tracheoeshophageal diversion procedure and the laryngotracheal separation procedure. *Ann Otol Rhinol Laryngol*, 97 : 471-475, 1988.
2) Biller HF, et al : Total Glossectomy. A Technique of Reconstruction Eliminating Laryngectomy. *Arch Otolaryngol*, 109 : 69-73, 1983.
3) Montgomery RC : Surgery to prevent aspiration. *Ach Otolaryngol*, 101 : 679-682, 1975.
4) Lindeman RC : Divertingthe paralyzed larynx : a reversible procedure for intractable aspiration, *Laryngoscope*, 85 : 157-180, 1975.
5) Lindeman RC, et al : Clinicalexperience with the tracheoesophageal anastmosis for intractable aspiration. *Ann Otol Rhinol Laryngol*, 85 : 609-612, 1975.

■**執筆者**　藤本　保志・巨島　文子

15 嚥下障害のための口腔装置

● 歯科には樹脂を使って作製する口腔機能（摂食咀嚼嚥下機能と音声言語機能）を改善したり補助したりする装置がある．一部の装置には保険が適用される．

● 摂食嚥下障害自体に用い得る装置には，バルブ型スピーチエイドを改変したSwallow aidとよばれる装置と軟口蓋挙上装置があり，これらは音声言語機能の改善のためであれば保険が適用される．

● 摂食嚥下障害そのものに適用できる装置として保険に収載されたのは，嚥下補助装置（PAP）である．

● これらの装置は完成した形状を模しただけではほとんど効果が期待できず，専門的な訓練と定期的な機能評価に基づいた調整が必要である．

Swallow aid

1. 口蓋帆咽頭（鼻咽腔）閉鎖機能

● 嚥下時，発音時には，軟口蓋は挙上して口腔鼻腔を分離する．この機能のことを，口蓋帆咽頭（いわゆる鼻咽腔）閉鎖機能という．

● 閉鎖性子音表出時には，発音開始約300msec前に，軟口蓋はほぼ口蓋平面の高さまで挙上して口腔と鼻腔を遮断する．この軟口蓋運動にかかわる筋として，Fritzelは，口蓋帆張筋，口蓋帆挙筋，口蓋舌筋，口蓋咽頭筋，上咽頭収縮筋を挙げ[1]，さらにKuehnらは口蓋垂筋も関与する[2]として6筋としているが，軟口蓋の挙上運動を中心的に担うのは口蓋帆挙筋である（図1）．

● しかしながら，音声言語活動時の軟口蓋のさまざまな挙上位レベルの調整は，口蓋舌筋，口蓋咽頭筋，口蓋帆挙筋の3筋が同時に活動して行われる協調活動である[3]（図2）．すなわち，ちょうど3筋がpull-rod様に軟口蓋を上下から引き合いながら挙上の高さを調節している[4]．

2. 口蓋帆咽頭（鼻咽腔）閉鎖不全症と歯科的装置

● 軟口蓋の運動障害や器質的欠損が生じると，口腔と鼻腔の分離ができず，交通することで，発声時呼気が鼻腔に漏出して音声言語上の問題が生じる．このような状態を口蓋帆咽頭（いわゆる鼻咽腔）閉鎖不全症（velopharyngeal incompetence：VPI）という[5]．

● 口蓋帆咽頭（鼻咽腔）閉鎖不全症を改善するために用いる歯科的装置として，バルブ型スピーチエイド（図3）と軟口蓋挙上装置（Palatal lift prosthesis：PLP，図4）がある．いずれも本来は口蓋裂患者での未手術例，初回手術後例，脳血管障害，神経疾患でのVPIによる開鼻声と構音障害に用いる．

● バルブ型スピーチエイドは，実質的な軟口蓋欠損がある場合や軟口蓋が短小化した場合に用いる装置であり，バルブが咽頭に位置することで口腔鼻腔分離を助ける．したがって，軟口蓋

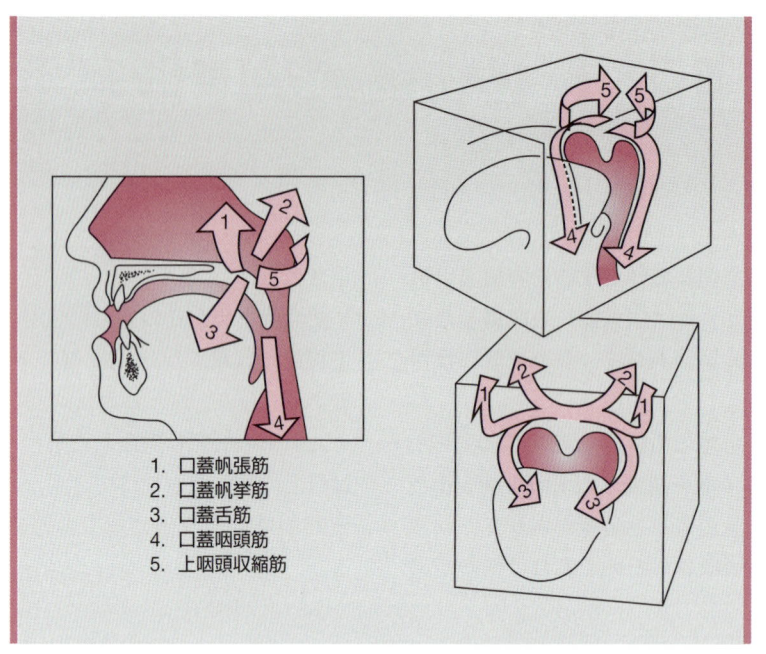

1. 口蓋帆張筋
2. 口蓋帆挙筋
3. 口蓋舌筋
4. 口蓋咽頭筋
5. 上咽頭収縮筋

図1 口蓋帆咽頭（いわゆる鼻咽腔）閉鎖機能にかかわる筋群（Fritzel, 文献 1, Kuehn, et al, 文献 2）
Fritzel の提示した VPF にかかわる筋の走行と活動方向についての模式図.

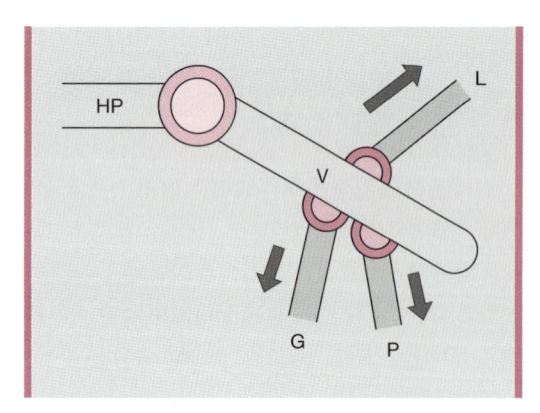

図2 軟口蓋の挙上レベルを司る3筋の働き（Moon, et al, 文献 3）
3本の pull-rod（筋）で挟まれたハッチ（軟口蓋）に見立てた軟口蓋運動.
3本の rod（筋）が，ハッチ（軟口蓋）を上下から引っ張ることで，ハッチの開放量を調節している. HP：硬口蓋，V：軟口蓋，L：口蓋帆挙筋，G：口蓋舌筋，P：口蓋咽頭筋.

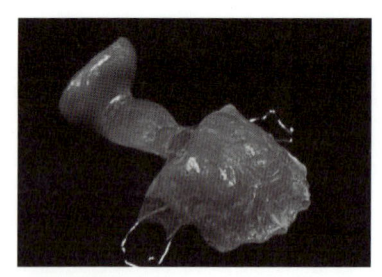

図3 バルブ型スピーチエイド（阪大式 Bulb-PLP）
基本的には阪大式 PLP（図 4）の挙上子の先端にバルブが付属している.

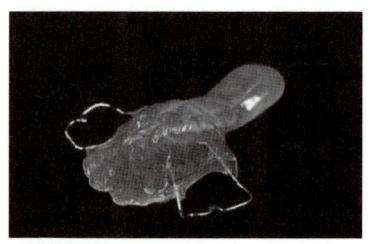

図4 阪大式 PLP
軟口蓋挙上子を段階的に延長するため軟口蓋挙上子と口蓋床との連結は板状になっている.

腫瘍切除後に軟口蓋が短小化した場合にも用いることがあり，いわゆる器質的構音障害でのVPIに用いる装置である．咽頭部バルブが，本来軟口蓋が口腔と鼻腔を分離する高さである口蓋平面を横切ることが必要である．

- PLPは，軟口蓋長は適切であるものの，神経筋機能の問題や筋組織の問題によって閉鎖レベルにまで軟口蓋が挙上できない場合に物理的に軟口蓋を挙上して口腔鼻腔を分離して発音時の呼気の鼻腔漏出を防止する装置である．すなわち，PLPは，脳血管障害，外傷性頭部障害，神経筋疾患等での運動性構音障害に伴うVPIに用いる．

- 一方，嚥下過程での咽頭期前半には舌と口蓋との間の気密な接触ならびに軟口蓋の挙上運動による口腔と鼻腔の気密な分離によって中咽頭は密閉腔となり，喉頭が前上方挙上することによって咽頭には陰圧が発生し，食物を咽頭に吸引する．

- 軟口蓋による口腔鼻腔分離が効果的に行われない場合には，咽頭に陰圧が発生しないために，食物は舌と口蓋の圧迫圧と重力によって咽頭に流入するだけになり，急速に咽頭を通過できなくなる．

- 口腔と鼻腔の分離が良好に行われないことで嚥下動作に支障がある場合や軟口蓋の挙上が障害されている場合に，上記の装置が用いられることがある．

- 軟口蓋長が適切であるにもかかわらず，口腔鼻腔分離がうまくできないような，ALS，脳血管障害，外傷性頭部障害などの場合には，PLPが用いられ，軟口蓋腫瘍術後のように軟口蓋に器質欠損があって短小化している場合にはバルブが用いられる．

3. PLPを用いる際の留意点

- PLPを嚥下補助装置として用いる場合には注意を要する．嚥下時，舌と硬口蓋の接触面が後方にも広がることで，後方に押された食塊が軟口蓋～前口蓋弓に触れると，口蓋帆挙筋の活動によって軟口蓋は挙上して口峡を開大する．食塊が咽頭に流入し始めると，口蓋舌筋等の舌の挙上筋群の活動によって再び口峡は閉鎖される．発音時には口蓋帆挙筋と口蓋舌筋は協調して軟口蓋の挙上レベルを調節するため同じ位相で活動する．そのため，両筋の筋活動のピークは一致するが，嚥下時には口蓋帆挙筋活動と口蓋舌筋活動のピークは一致しない．この位相のずれがPLPを嚥下補助装置として用いるうえでの問題の原因となる（図5）．

- PLPによって良好に口腔鼻腔分離が行われると，軟口蓋は口蓋平面の高さまで挙上されている．嚥下動作時に舌と硬口蓋の間の圧迫によって食塊がPLPで開大している口峡を通過して咽頭に流入し始めた後，再度咽頭を閉鎖腔にするために舌が軟口蓋と接触するには口蓋舌筋の活動が必要である．ところが，口蓋舌筋の活動が十分でない場合は，口峡の閉鎖は不完全になり咽頭で陰圧が形成されなくなる．また，PLPの維持が小さい場合，口蓋舌筋の収縮により，PLPは脱落することで嚥下動作を障害する．そのため，軟口蓋の挙上レベルをやや下げる必要があるが，その場合には幾分開鼻声の改善効果は低下することになり，このトレードオフの関係が臨床上の問題となる．

4. 症　例

- PLPは軟口蓋長が正常である場合には奏効するが，軟口蓋長が短くなっている場合には効果は低い．

- 図6，7は舌咽神経腫瘍切術後の症例であり，片側（右側）軟口蓋が短小化していることが内視鏡所見によりわかる DVD15-1．

- VF像では，軟口蓋全体が短小化しているようにみえるが，片側の短小化である DVD15-2．咽頭に陰圧が形成されないために，造影剤は重

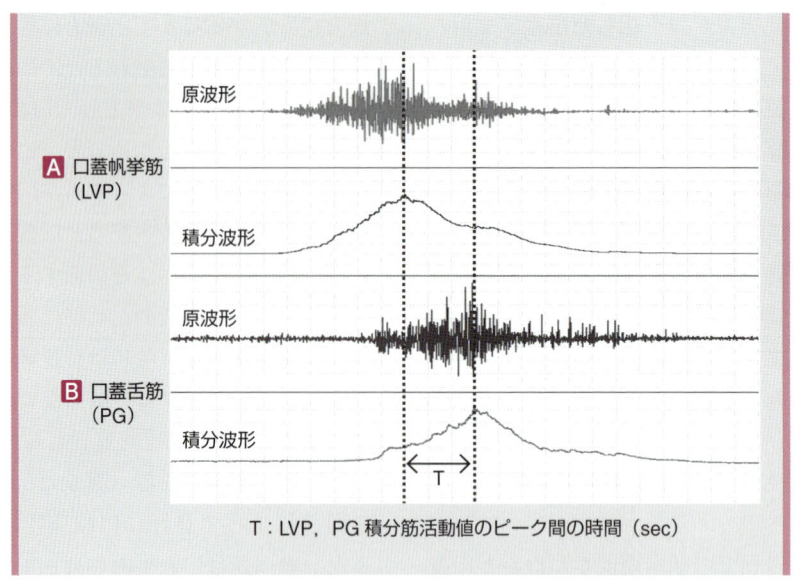

図5　嚥下時での口蓋帆挙筋（LVP）と口蓋舌筋（PG）の筋活動の位相のずれ（舘村，文献6）
（A）口蓋帆挙筋活動の原波形と積分波形（B）口蓋舌筋活動の原波形と積分波形．積分波形のピークの位相がずれている．

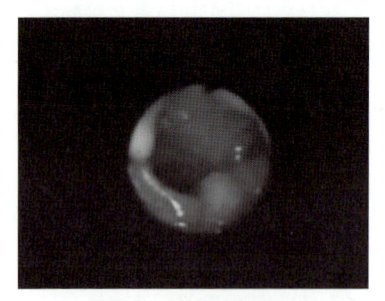

図6　舌咽神経腫瘍切除後にVPIとなった症例の初診時内視鏡像
発音時の軟口蓋運動．軟口蓋右側が左側よりも短小化している．

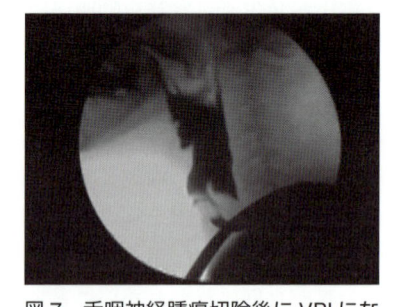

図7　舌咽神経腫瘍切除後にVPIになった症例の初診時VF像
右側軟口蓋の短小化のために咽頭に陰圧が形成されず，造影剤は重力によって咽頭に流れ込み，気管内にも流入している．

力によって咽頭に流れ込み，気管内にも流入している．

● PLP装着時のVF（図8）では挙上できているようにみえるが，VF像はあくまでも影絵であり，放射線束に垂直方向の構造はわからない DVD15-3．口腔所見からは軟口蓋の挙上不全にみえるため作製したPLPで挙上できているようにみえるが，VF上では適切には閉鎖に寄与していない．

● 軟口蓋右側半が脱神経支配のために実質的に短小化している．したがって，PLPでの補完は無効であり，実質欠損のある場合と同様にバルブにより補完した．図9は本症例で用いたバルブ装置である．一般的に，口蓋床からバルブの形成までを1回の診療で行うと，嚥下時，発音時に咽頭違和感が強くなることで，装着を継続することが難しくなる．

● 本症例の場合，舌咽神経腫瘍切除後の障害のために咽頭の感覚閾値が上昇しており，1回法で作製したバルブであっても違和感は少なかっ

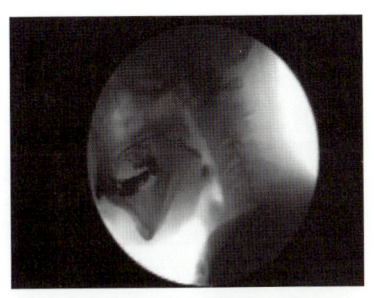

図8 舌咽神経腫瘍切除後にVPIになった症例のPLP装着時のVF所見
軟口蓋は口蓋平面まで挙上されているが，短小化した軟口蓋の長さを補完できていないために，閉鎖不全が認められる．

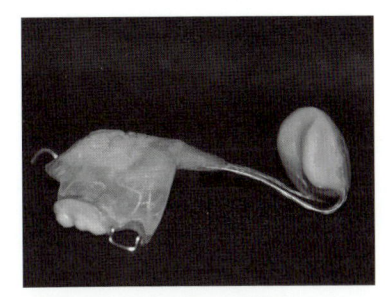

図9 用いたSwallow aid
通常バルブとしては，図4に示すような，段階的に軟口蓋部を延長したPLPの後縁バルブを付加して，違和感を軽減している．本例では，咽頭感覚の閾値が高いため，1回法で作製した．

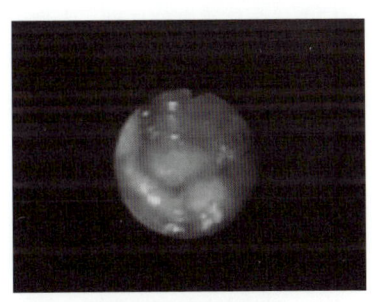

図10 装着時の内視鏡所見
軟口蓋による絞扼ではなく，咽頭側壁による代償的な閉鎖運動となっている．

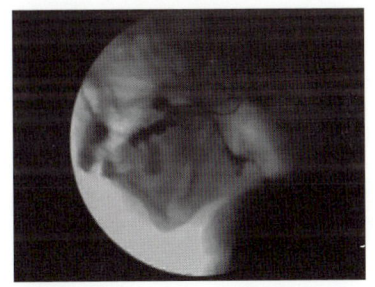

図11 バルブ装着時のVF所見
装着開始初日の所見．造影剤の咽頭への流入は明らかに減少している．術前と同様の普通食は摂取できないが，口腔と咽頭の機能に応じて選択的に経口摂取はできるようになっている．

たが，この例は稀である（図10, 11）．

5. 動画の解説

短小化した軟口蓋によって口腔鼻腔分離が障害されていたが DVD15-1,15-2 ，バルブ装着によって良好に分離された DVD15-4,15-5 ．動画は，装着当日に撮影したものであるため，造影剤の軽度咽頭への流入がみられるが，装置装着前とは明らかに異なる所見である DVD15-6 ．本例では，術前のように普通食を摂取するまでには至らなかったが，調理の方法を調整することや食事時の姿勢を指導することで，社会参加は可能になった．

嚥下補助装置

● 嚥下補助装置（Palatal augmentation plate：PAP）は，本来は舌がん切除後に一部残った舌を口蓋に接触させることができなくなり，咀嚼や送り込みが障害されている場合に，口蓋の見かけ上の高さを低くして，舌が接触しやすくするための装置である．口蓋の形態を変化させる装置であることから，Palatal reshaping plateと呼称する場合もある．

- 口蓋の部分の厚みを増やすことで，舌と口蓋による押しつぶしと送り込みを助ける装置といえ，舌腫瘍術後に限らず，舌と口蓋との接触が不十分な場合に用いることができる．
- ただし，単に口蓋の厚みを増加させただけでは奏効することはなく，硬口蓋から軟口蓋に向かって舌がどのように送り込み動作を行っているかについて知っておく必要がある．

1. 硬軟口蓋移行部での口蓋腱膜の特徴

- 硬口蓋と舌との圧迫圧によって食塊は後方に送られるが，舌の口蓋との接触面が軟口蓋に及んだ場合，文字どおり軟口蓋が「軟らかい口蓋」であったとすると食塊の後方への圧迫圧は低下して，送り込めないことになる．
- しかし実際には，そのようなことは起こらない．それは，硬軟口蓋移行部に位置する口蓋腱膜の機能によるところが大きい．
- 口蓋腱膜は，左右の口蓋帆張筋の垂直部が，蝶形骨の翼状突起内側板の末端に存在する翼突鉤においてほぼ直角方向に走行を変えて，左右の同名筋が水平に混じり合ってできた腱膜である．翼突鉤は口蓋平面の高さより低位にあるため，口蓋腱膜は上に向かったドーム状になっている（図12）[7]．

2. 硬軟口蓋移行部で食塊が咽頭に移送されるメカニズム

- 食塊が硬口蓋と舌との圧迫圧により送られ，舌が硬軟口蓋移行部の食塊を上方に圧迫すると口蓋腱膜は上方に急激に伸展される結果（図12A　矢印①），垂直部は下方に伸長される（図12A　矢印②）．
- 口蓋帆張筋垂直部には，大型の筋紡錘が稠密に分布している[8,9]ため，反射性に収縮すること（図12B　矢印③）で，口蓋腱膜は水平方向に伸展される（図12B　矢印④）．その結果，下方に向かう圧が発生し（図13），送りこみ圧が減少することはない[10]．

3. 後縁の厚いPAPの場合

- 上記の事象を側方からみると図13のようになる．前方から舌と口蓋との間で後方に送り込まれ，硬軟口蓋移行部に達すると下方に向かう圧が口蓋腱膜によって発生する．
- すなわち，舌と口蓋が接触できるだけでは不

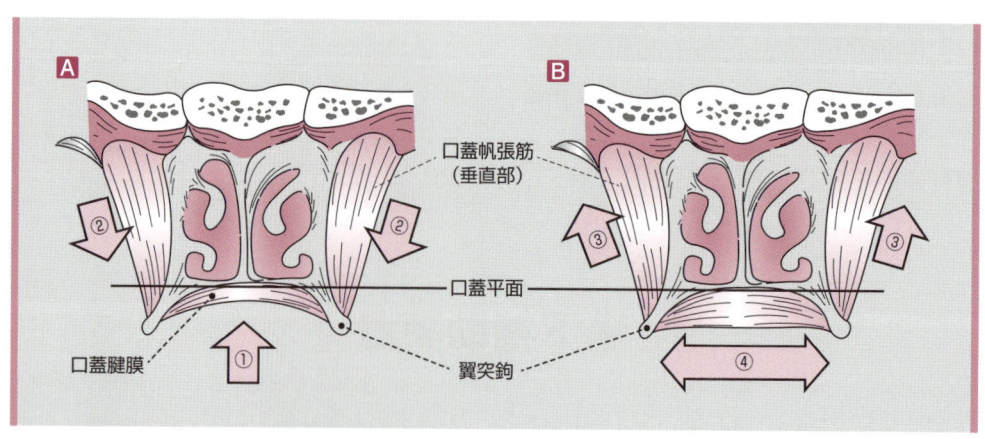

図12　硬軟口蓋移行部での口蓋腱膜の特徴（Zemlin，文献7）
後方から見た蝶形骨，口蓋帆張筋，口蓋腱膜（口蓋帆挙筋は切除されている）．
(A) 翼突鉤周囲を回って口蓋腱膜を構成することがわかる．
(B) 収縮時：口蓋帆張筋が収縮すると（③）口蓋腱膜は左右両側に伸張されて平坦化する（④）．口蓋平面の高さよりも蝶形骨の翼突鉤の位置は低いため，口蓋腱膜中央は口蓋平面より低い位置になる．

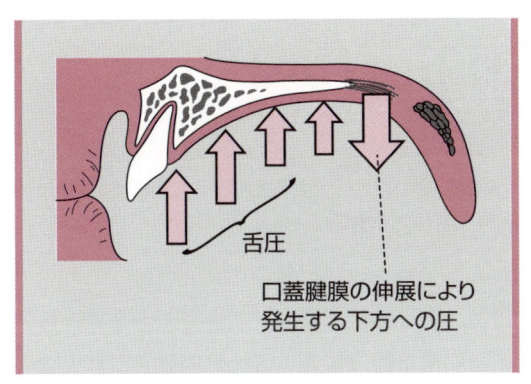

図13 硬軟口蓋移行部で食塊が咽頭に移送されるメカニズム
口蓋腱膜は圧迫によって伸展されることで下向きの大きな圧が発生する.

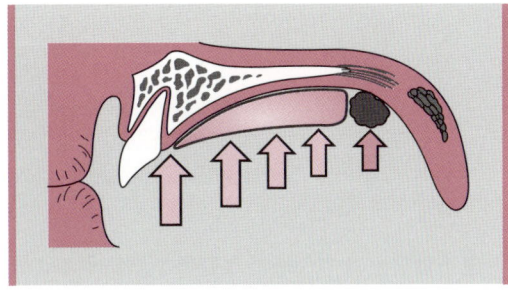

図14 後縁の厚いPAPの場合
後縁が厚いと舌と口蓋腱膜との接触圧が低下することで送り込みが低下する. その結果, PAPの後縁には食塊が停滞する.

十分であり, 口蓋腱膜を舌が気密に圧迫し口蓋腱膜を上方に急激に押すことが必要である.
●したがって, ①PAPが有効であるのは硬口蓋と舌とが気密に接触し, ②口蓋腱膜を舌が押し上げて上方に変形させることである.

●PAPの口蓋床の後縁が厚くなり, 硬軟口蓋移行部を舌が圧迫できないと移行部に食塊は滞留することになる (図14). したがって, PAPの後縁は, 軟口蓋に滑らかに移行するように整える必要がある.

参考文献

1) Fritzel B : The velopharyngeal muscles in speech. *Acta Otolaryngology*, 250 (Supplement) : 5-81, 1969.
2) Kuehn DP, et al : An electromyographic study of the musculus uvulae. *Cleft Palate Journal*, 25 : 348-355, 1988.
3) Moon JB, et al : Coordination of velopharyngeal muscle activity during positioning of the soft palate. *Cleft Palate J*, 31 : 45-55, 1994.
4) 舘村 卓:軟口蓋挙上位. 第4章各種の活動での口蓋帆・咽頭閉鎖機能の調節. 口蓋帆・咽頭閉鎖不全 その病理・診断・治療. p41, 医歯薬出版, 2012.
5) 舘村 卓:「鼻咽腔」という腔はあるのか? 第1章 なぜ口蓋帆・咽頭閉鎖機能を学ぶ必要があるのか. 口蓋帆・咽頭閉鎖不全 その病理・診断・治療. p6, 医歯薬出版, 2012.
6) 舘村 卓:食物物性および一口量の嚥下機能に対する影響—口蓋帆咽頭閉鎖機能に焦点を当てて—. 日本味と匂学会誌, 17 : 87-96, 2010.
7) Zemlin WR (著), 舘村 卓, 浮田弘美, 山田弘幸 (訳):ゼムリン 言語聴覚学の解剖生理原著第4版. p274, 医歯薬出版, 2007.
8) Kuehn DP, et al : Muscle spindles in the velopharyngeal musculature of humans. *J Speech Hear Res*, 33 : 488-493, 1990.
9) Kuehn DP, Kahane JC : Histologic study of the normal human adult soft palate. *Cleft Palate J*, 27 : 26-34, 1990.
10) 舘村 卓:口蓋帆張筋. 第2章 口蓋帆・咽頭閉鎖機能に関わる解剖学. 口蓋帆・咽頭閉鎖不全 その病理・診断・治療. p16, 医歯薬出版, 2012.

■執筆者 舘村 卓

16 姿勢による変化

- 嚥下障害患者のなかには姿勢を調整することで著明に嚥下が改善する例が少なくない．
- 神経筋疾患の嚥下機能訓練は機能維持や廃用性予防に有用であるが，集中的な訓練を受ける耐久力をもち合わせていなかったり，疾患によっては過度な訓練がかえって悪影響を及ぼすことさえある．
- その点，姿勢の調整は筋疲労も少なく，たとえ認知症を伴う疾患でも比較的容易に導入できることから，機能訓練に併用して積極的に取り入れるべきといえる．

姿勢調整時のポイント

1. 感覚機能と認知機能がともに良好な場合

- 嚥下障害を自覚し，飲み込みやすい嚥下法や体位を自分なりに工夫していることが多い．
- 訴えに信頼性が高いので参考になる．

2. 感覚機能や認知機能に低下がある場合

- 嚥下障害を自覚していない場合が多いので，姿勢調整の必要性がなかなか理解できない．
- 訴えに信頼性が低い．
- VFなどで定期的に評価し適宜指導が必要．

3. 進行する疾患の場合

- 今までとれていた姿勢がとれなくなり嚥下機能に大きく影響することがある．体幹や四肢の機能評価も適宜必要．
- 進行に合わせて姿勢や食事形態を変更していかなければならない．
- 定期的に評価することが望ましい．

4. 全例において

- 姿勢を保持する耐久性や食事中嚥下を意識する集中力，食思など実際の食事場面を見なければ評価できないことも多い．
- 決定した姿勢は統一できるよう本人・介助者に周知することが大切である．イラストや写真付きの資料がベッドサイドにあるとわかりやすい．

代表的な姿勢調整の意義と方法

代表的な姿勢調整

頭頸部角度の調整	Chin down
	頸部回旋法
	頸部突出法
体位	座位
	リクライニング30°仰臥位
	側臥位

1. Chin down

適応・対象
- 咽頭機能障害.

意　義
- 前頸筋群がリラックスし,嚥下に有効に働く.咽頭と気管に角度がつき,また喉頭の入り口も狭まるため食物が気管に進入しにくい（図1A）.
- 逆に頭頸部が伸展すると前頸筋が伸張し舌骨・喉頭運動が阻害される.また咽頭と気管が一直線になるため誤嚥しやすい（図1B）.
- 頭部屈曲位・頸部屈曲位・複合屈曲位等はまとめて Chin down とよばれているが,頭部の運動と頸部の運動は別であることを理解すると,より適した姿勢を選択できる.
  - 頭部屈曲位：上部頸椎（C1, C2）の動きによる.舌根や喉頭蓋は咽頭後壁に近づくように後方に位置し,咽頭腔は狭まる.奥舌の動きや咽頭収縮が弱い場合などに適した姿勢である.
  - 頸部屈曲位：下部頸椎（C3〜C7）の動きによる.前頸部の緊張が緩むので緊張の高い場合に適した姿勢である.

方　法
- 座位の場合
  - 頭部屈曲位（図2A）：下顎を喉頭に引きつけるように,「気を付け」のように顎を引く.
  - 頸部屈曲位（図2C）：頸部の緊張を緩め,膝を見るように軽く頭を下げる.
- 仰臥位の場合
  枕やクッションを入れて調整する（図3）.ただし,患者によって頸椎の弯曲の深さや体型に違いがあるため,一様に枕の高さを決めることはできない.頸部屈曲位をつくるためにやや高い枕を使うという意見もあるが図3Cのように背中にクッションを入れることによっても飲み込みやすい姿勢がつくれる場合がある.頭頸部は可動範囲が大きいため,できれば透視下で適した角度を確認したい.

留意点
- 過度に頭部屈曲させると喉頭挙上が制限され嚥下に適さない.
- リクライニング位の場合,頭部が固定されて一旦セットすると自力で調整しにくいためセッティングを誤らないように気を付けたい.特に低反発枕を使う場合は,患者の体型に合わせてフィットするため,体圧分散効果がある反面,嚥下のタイミングに合わせてうなずくなどの自然な頭頸部の動きが妨げられるので注意する.
- 頸椎も年齢や疾患が原因で変形や拘縮が起こる.特に筋緊張の強い疾患や円背の患者は普段から頸部伸展位になっていることが多い（図

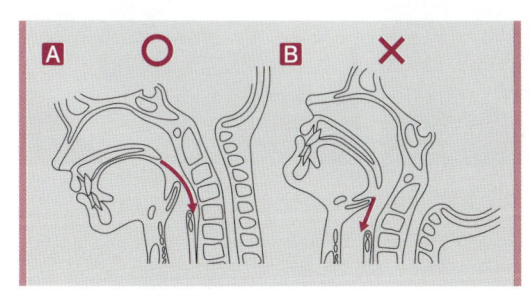

図1　頭・頸部の肢位
(A) Chin down,（B）頭・頸部伸展位.

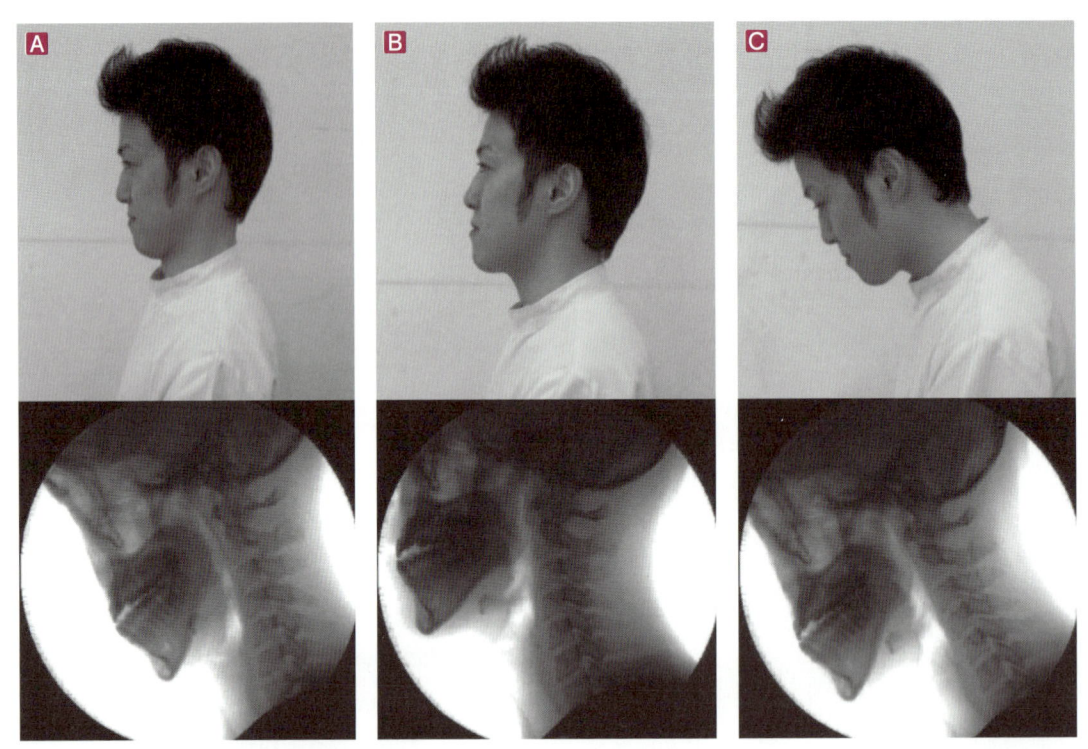

図2　頭頸部の屈曲（20歳代男性，健常者）
(A) 頭部屈曲位，(B) 中間位，(C) 頸部屈曲位．

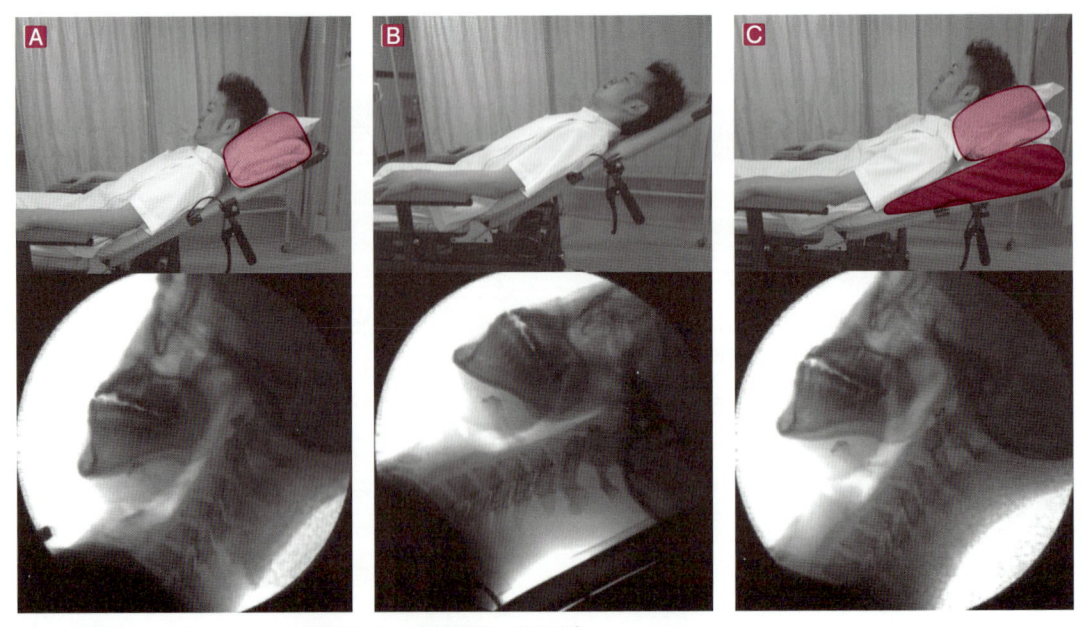

図3　仰臥位でのChin downの調整例（20歳代男性，健常者）
(A) 高枕を入れた状態→頭部屈曲位に近い．
(B) 枕を使用しない状態→中間位に近い．円背の患者は頭頸部伸展位になりやすいので注意する．
(C) 背中にクッションを差し込み，高枕を入れた状態→頸部屈曲位に近い．座位で食事をする時の頭頸部肢位に似ている．咽頭腔も広がり非常に嚥下に適した姿勢といえる．

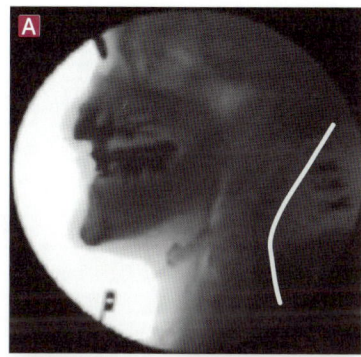

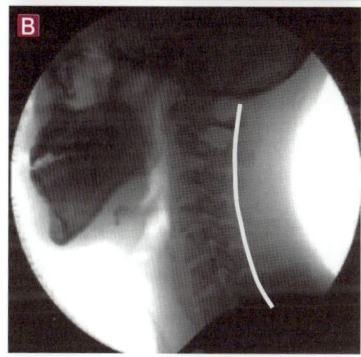

図4 頭頸部の肢位（異常例と正常例）
(A) 80歳代男性，パーキンソン病
筋緊張と円背を伴う患者の普段の座位．正面を向いているので一見中間位にみえるが，実際は頸部過伸展であり誤嚥のリスクが高い．
(B) 20歳代男性，健常者
正常な中間位．頸椎はやや前弯（前方凸の弯曲）になる．

4)．無理に矯正すると痛みが出る場合もあるので理学療法士等に相談するとよい．

症例
- Chin down による改善例（図5）DVD16-1

2. 頸部回旋法

適応・対象
- 咽頭機能に左右差がある．
- 梨状陥凹に残留がある．

意義
頸部を回旋して嚥下すると，食塊は回旋した側と反対側の咽頭を通過する（DVD16-2 ①）．咽頭機能に左右差がある場合は，患側に頸部を回旋させることで食塊は健側に誘導され咽頭通過が良好となる．
- 左右どちらかの梨状陥凹に残留がみられる場合，残留と反対側に回旋することで，残留側の梨状陥凹が拡がる，食道入口部が開きやすくなるなどという理由で残留物除去に効果的な嚥下ができる．

方法
- 嚥下時，やや顎を引いて食物を通過させたい側と反対側に頸部を回旋させる（図6）．嚥下のタイミングに合わせて回旋させてもよいし，患側に食事をセッティングするなどして自然にこの姿勢を取れるよう工夫するのもよい．

留意点
- VF側面像では咽頭機能の左右差はわかりにくい．VF正面像やVEで確認するとよい．

症例
- 頸部回旋法による改善例 DVD16-2 ②

3. 神経筋疾患における頸部突出法

適応・対象
- 食道入口部開大不全．

意義
- 頸部を突出させることで機械的に食道入口部を開かせる．

方法
- 嚥下のタイミングに合わせて頸部を水平，前方に突き出す（図7）．

留意点
- 本来棚橋法（随意的上部食道口開大術）術後の患者に利用される嚥下法だが，神経筋疾患による食道入口部開大不全にも有効である．

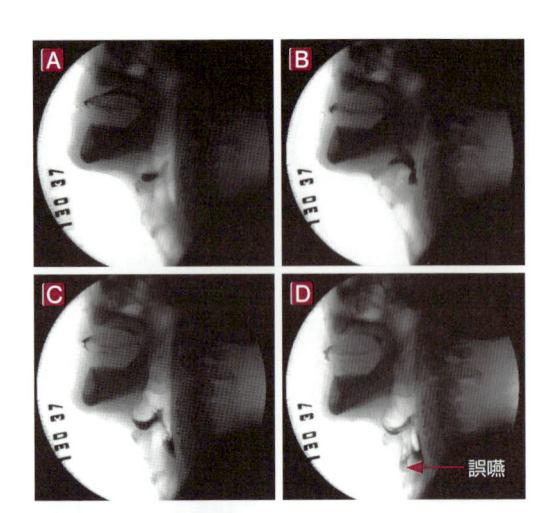

図5 Chin downによる改善例（80歳代男性，パーキンソン病，座位，ペースト食）

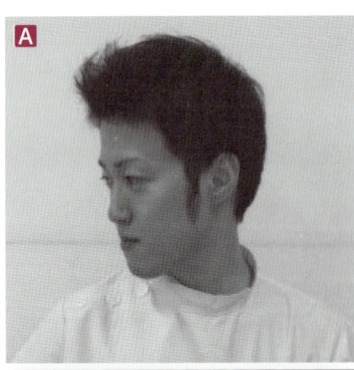

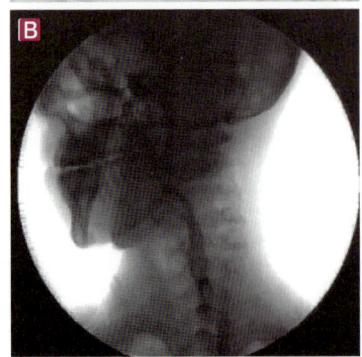

頭頸部伸展位
(A) 口腔内保持が悪く咽頭流入．
(B) 嚥下反射時，軟口蓋挙上，喉頭挙上，食道入口部開大いずれも不十分．
(C) 嚥下後，食道を通過せずほとんどが喉頭蓋谷，梨状陥凹に残留．
(D) 咽頭内残留物を誤嚥．

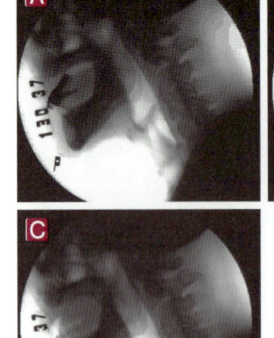

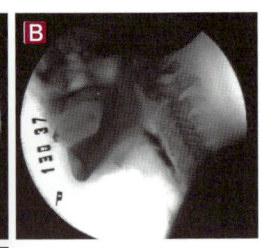

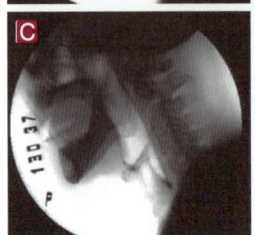

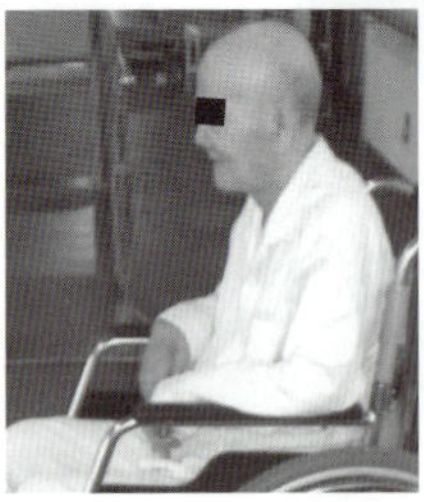

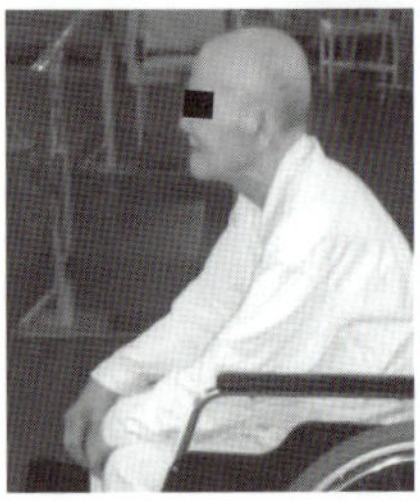

Chin down
(A) 口腔内保持できており咽頭流入はみられない．
(B) 舌骨が前方に移動し食道入口部が開大している．
(C) 少量の残留はあるが嚥下を繰り返しクリア．

図6 頸部回旋法（20歳代男性，健常者）
頸部を右に回旋させると食塊が左側咽頭・食道入口部を通過するのがわかる．

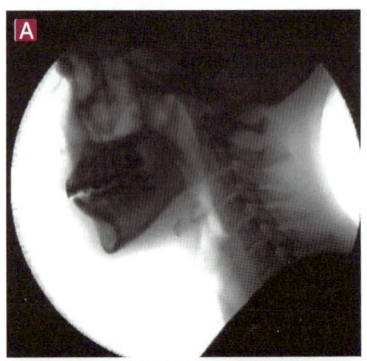

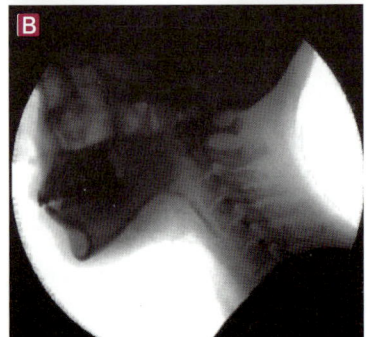

図7 頸部突出法（40歳代女性，健常者）
(A) やや前屈位で食塊形成．
(B) 嚥下反射に合わせて顔を前に突き出す．

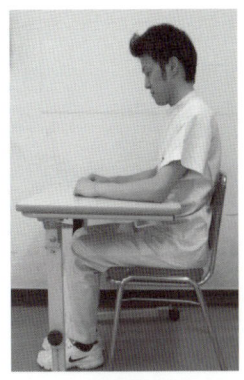

図8　食事時の正しい座位姿勢（能動座位）

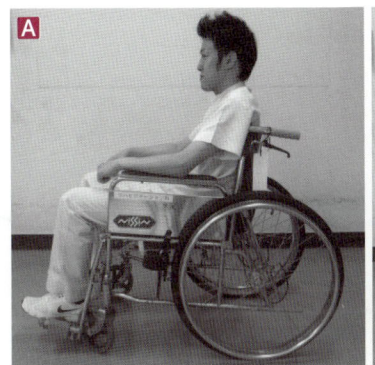

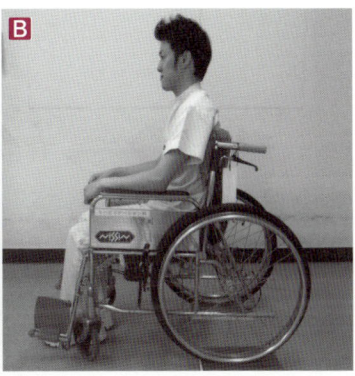

図9　車椅子座位
(A) 普通に座ると安楽座位に近い．背もたれはたわみ，注意しないと仙骨座り（ずっこけた座り方）になる．
(B) 食事を摂るときは以下の工夫により，能動座位に近づける．
・フットレストを上げ足底を床に接地する．
・背中にクッションを入れる．
・後輪の下に台を置き座面を水平にする　など．

- 食塊が口腔内にあるうちから頸部を突出させると，送り込みにくく嚥下反射も起こりにくい．嚥下反射が始まると同時に突出させるのがポイントである．
- この方法を自発的に行うALS患者は多いが（第5章筋萎縮性側索硬化症参照），頸部や体幹の筋力低下に伴い姿勢は崩れ，嚥下にも大きく影響を及ぼすので定期的評価が必要である．

症例
- 頸部突出法による改善例 DVD16-3

4. 座位

適応・対象
- 安定した座位がとれる全例（仰臥位・側臥位等が必要な重度な咽頭期障害を除く）．

意義
- 最も嚥下に適した姿勢である．上体は適度に緊張し頭頸部を支え，嚥下筋群が有効に働く．
- 食膳がよく見え，自力摂取しやすい．

方法
- 座位には大きく分けて能動座位（作業をするための座り方）と安楽座位（体を休めるための座り方）があるが，食器を取る，口をテーブルに近づける，など前方への重心移動が必要な食事動作には能動座位が適する．
- 能動座位（図8）
  ・傾斜のない深すぎない椅子を選ぶ．
  ・上体は直立位，頸部を軽く屈曲させる．
  ・腰掛けたときに膝・腰が90°，踵がしっかり床面に接地するようにテーブルと椅子の高さを調整する．

留意点
- ソファのような，背もたれに寄りかかって重心をより後方に固定させる安楽座位は食事には適さない．食事の際には首を突き出さなければならず頸部の緊張が高まり食べづらい．
- 車椅子は，座面が後方低めに傾斜しており，普通に座ると安楽座位に近い．食事用椅子に移るのが理想的である．しかし車椅子生活を送る患者にとって車椅子での食事は実用的である．その場合は座面を水平にしたり，足をフットレストから床に下ろすなどして能動座位に近づけるよう工夫する（図9）．
- 筋緊張や不随意運動，筋力低下や変形などさまざまな原因で理想の座位がとれないことも多

109

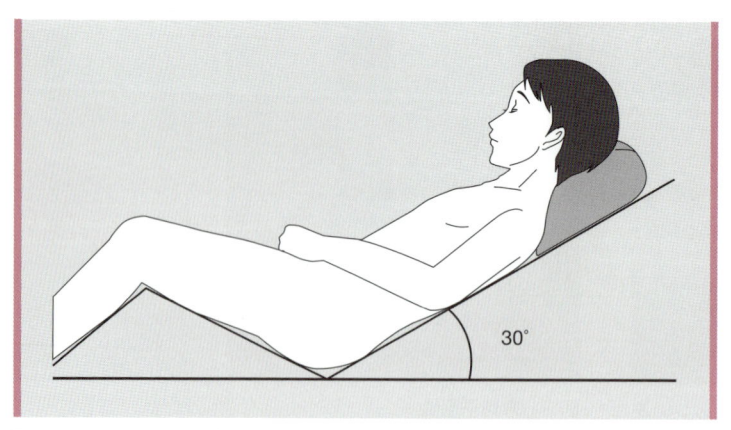

図10　リクライニング30°仰臥位，Chin down

い．理学療法士などに相談し，座位保持装置を導入する場合もある．

5. リクライニング30°仰臥位

適応・対象
- 口腔機能障害．
- 咽頭機能障害．

意義
- 重力を利用して食塊を咽頭に送り込みやすい．
- 解剖学的に食道が気管の下になり，食塊が咽頭後壁をつたって食道に送り込まれやすく誤嚥を防止できる．

方法
- リクライニング30°仰臥位Chin down（図10）．

留意点
- 水など流動性の高いものは一気に咽頭に流れ込み，飲み込みのタイミングをはかりづらいので注意が必要である．
- 座位に比べて上肢の筋力やコントロール能力が必要，食膳が見えにくい，などの理由から介助での食事が望ましい．

- 顔を食器に近づけるために顎を突き出すと，前頸筋が過緊張となり嚥下に適さないため，食事台を胸元に寄せ，食膳が見えやすいように少し角度をつけるなど工夫する（図11）．
- 睡眠姿勢に近いため，傾眠状態にならないよう注意する．食事15分程前から覚醒を促し，姿勢を整えたい．同じリクライニング位でも，寝ていたベッド上よりはリクライニング車椅子に移乗し食堂で食べるのが理想的である．
- ALSの場合，仰臥位は「ムセそう」「飲み込みにくい」と拒否する患者がいる．筋力低下により，顎・舌骨・喉頭が重力に抗しきれず咽頭がつぶされ，食道入口部が十分に開大しないためと思われるが，このような患者はこの姿勢で呼吸困難感を訴える場合が多い．食事時には座位や側臥位，安静時には前傾側臥位などといった姿勢の工夫が必要である（図12）．

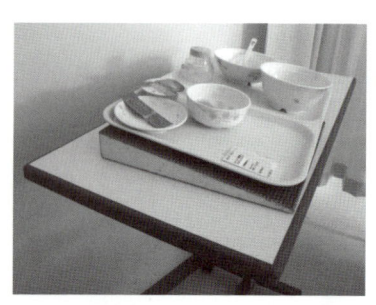

図11　食膳が見えやすいように角度を付けた食事台

16. 姿勢による変化

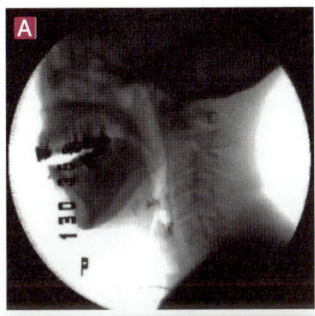

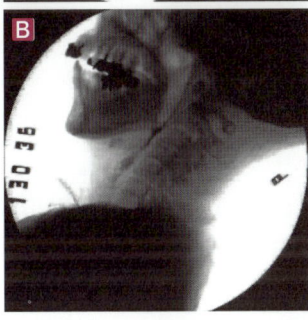

図12　リクライニング30°仰臥位により咽頭機能が悪化した例（70歳代女性，筋萎縮性側索硬化症）
（A）座位では中咽頭腔，下咽頭腔が確認できる．
（B）リクライニング30°仰臥位では中咽頭から下咽頭がつぶれ空間が確認できない．座位からリクライニングを倒し始めるとしだいにムセだす．

症例
● リクライニング30°仰臥位による改善例（図13）DVD16-4．

6. 側臥位

適応・対象
● 咽頭機能に左右差がある．

意義
● 食べ物は重力によって下になった健側に誘導され，咽頭通過が良好となる（図14）DVD16-5 ①．

方法
● リクライニング20〜30°，健側を下にした側臥位．

留意点
● 上肢が動く場合は自力摂取も可能．

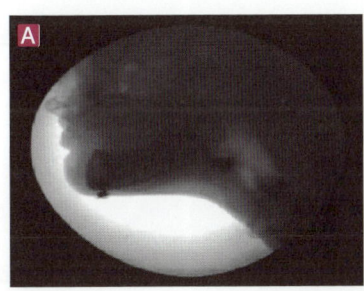

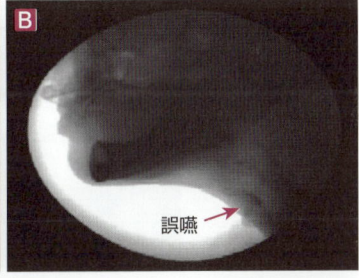

座位
（A）口腔内保持が悪く咽頭に流入，嚥下反射も遅いため反射前に喉頭に進入する．
（B）嚥下反射中誤嚥がみられる．

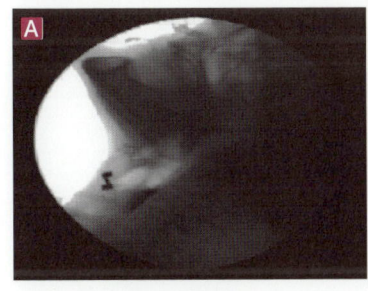

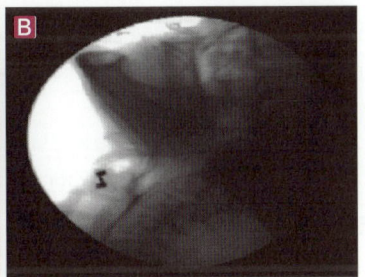

リクライニング30°仰臥位
（A）口腔内保持悪く咽頭流入．嚥下反射遅延あるも食塊は梨状陥凹に保持できている．
（B）嚥下反射中も誤嚥はみられない．

図13　リクライニング30°仰臥位による改善例（80歳代女性，パーキンソン病）

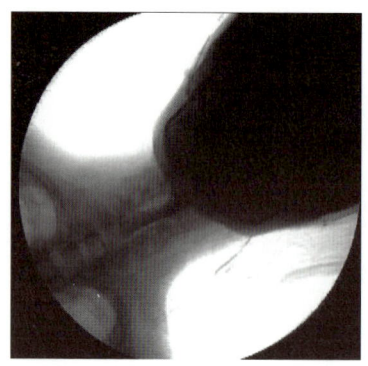

図14 リクライニング30°側臥位（40歳代女性，健常者）
食塊が下になった食道入口部を通過しているのがわかる．

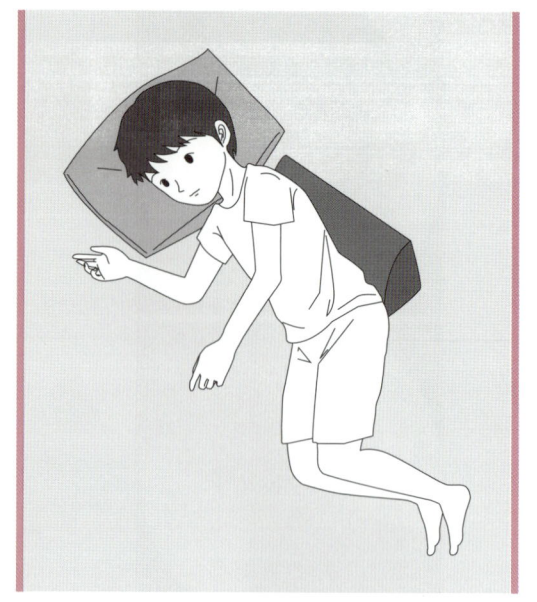

図15 側臥位で食べるときの工夫
背中にクッションを入れる，下になる上肢を少し前方に出すなどして姿勢の崩れや体の痛みを防ぐ．

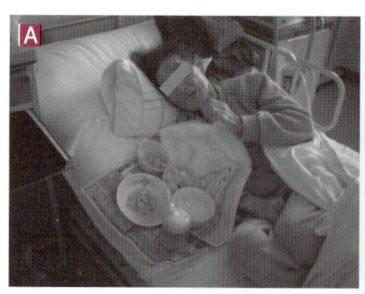

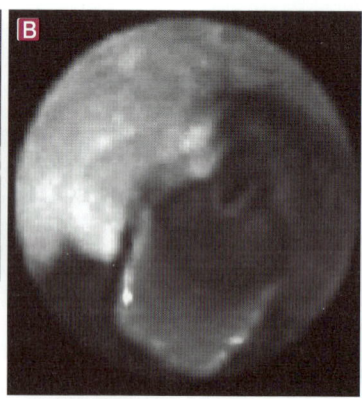

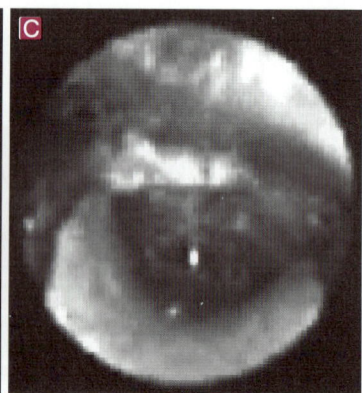

図16 側臥位による改善例（70歳代女性，筋萎縮性側索硬化症）
(A) 食事場面
「この姿勢でなければ食べられない」という本人の訴えにより，リクライニング30°右側臥位で自力摂取していた．
(B) VE：リクライニング30°右側臥位
スムーズに食塊が右側咽頭を通過し，咽頭残留も誤嚥もみられない．
(C) VE：座位
両側の喉頭蓋谷・梨状陥凹に多量に残留しクリアランス不可能，誤嚥も認められた．

●下側の上肢は少し前方に出して体幹による圧迫を防ぐ（図15）．

症 例

●側臥位による改善例（図16） DVD16-5 ②．

■執筆者 三好 まみ

17 バルーン法（バルーン拡張法, バルーン訓練法）

バルーン法の概要

1. 概要（図1）
- 輪状咽頭筋機能不全に対する訓練として，バルーンカテーテルを用いて，主に食道入口部（輪状咽頭筋部）を拡張する．
- バルーン拡張法の効果として，廃用性狭窄の解除，組織のコンプライアンス改善，咽頭収縮と食道入口部の開大のタイミング調整，咽頭から食道への感覚刺激がある．

2. 食道入口部開大不全の要因
- 咽頭収縮不全：咽頭内圧の低下 ┐
- 喉頭挙上不全   ├ 神経筋疾患の食道入口部開大不全の要因
- 輪状咽頭筋の弛緩不全   ┘
- 食道入口部の器質的狭窄

3. 食道入口部開大不全への一般的な対策
- 頸部突出法（神経筋疾患の場合，頸部可動域制限により困難な場合が多い）．
- バルーン法．
- 輪状咽頭筋切断術（外科的侵襲）．
- ボツリヌス毒素（輪状咽頭筋機能不全に対する治療としては日本では診療報酬未収載）．

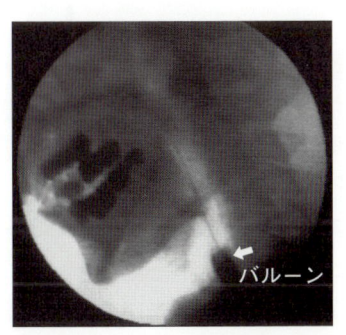

4. バルーン法の適応
- バルーン法の適応は症例ごとに嚥下機能検査（VFなど）で判断する．適応となるのは以下の項目を満たした場合である．
- ・VFにて食道入口部の開大不全による咽頭通過障害がみられる．
- ・代償法（体幹体位，頸部の回旋・突出などの手技）で通過が不十分．
- ・バルーン法を試行し，バルーン挿入時に咳反

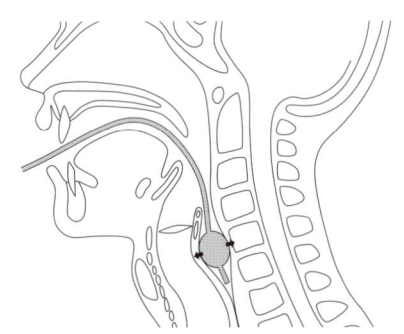

図1 バルーン法（北條・他，文献1より改変）

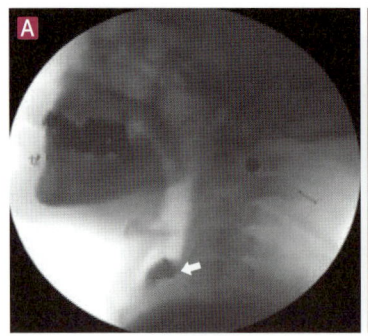

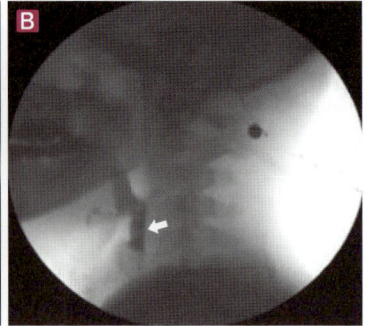

図2　バルーン法の効果
(A) 咽頭残留し，食道入口部を通過せず誤嚥していた．
(B) バルーン法実施後，食道入口部の通過が良好となった．

射や嘔吐反射などによる苦痛の訴えが少ない．
・局所の炎症がない．
・食道入口部付近に腫瘍性病変がない．

5. バルーン法のリスク

● 迷走神経反射．
● 局所の粘膜損傷・出血．
● 抗凝固療法や抗血小板療法を受けている・免疫力が低下している．
● 嘔吐．
　上記はいずれも医療職の十分な管理により回避可能である．

適用可能な神経筋疾患

● 脳血管障害（図2）　DVD17-1
● パーキンソン病　DVD17-2
● 筋萎縮性側索硬化症
● 筋ジストロフィー　DVD7-3
（p54参照）など

バルーン法の実際

1. バルーン法の手技と効果

● 神経筋疾患では2〜5ccのバルーンの単純1回引き抜き法をおもに用いる．
● 12〜14Frフォーリーカテーテルを経口的に食道入口を越えて挿入し，バルーンに2ccの空気を入れたのち，カテーテルを引き抜く方法を用いる（単純引き抜き法）．
● バルーン拡張法を毎食前に各1回おこなった後，摂食する．
● バルーン法前後のVFと臨床所見の変化を**表1，2**に示す．

2. バルーン法の意義・利点

● 神経筋疾患では，頸部の拘縮や筋力低下のた

め間接訓練をおこないにくく，また代償法も導入困難な場合が少なくない．
● バルーン法は侵襲が少なく簡便に試みることができるため，神経筋疾患への有力な対処法の1つとして選択肢となり得る．

表1 バルーン法前後のVF所見の変化（野﨑・他，文献2）

病型	年齢	食道入口径 バルーン後/前	咽頭通過時間 前（秒）	咽頭通過時間 後（秒）	梨状窩残留の変化
ALS	84 男性	2.0	12.11	1.46	不変
BMD	62 男性	2.0	0.25	0.20	不変
CIDP	61 男性	0.8	4.27	4.54	不変
DMD	24 男性	1.0	5.24	6.51	不変
DMD	29 男性	1.3	2.57	2.27	不変
DMD	30 男性	NE	NE	NE	不変
FCMD	13 男性	2.0	2.80	0.52	減少
FCMD	19 女性	3.0	0.30	0.28	不変
FCMD	24 女性	2.6	9.55	2.05	不変
MyD	40 男性	1.2	1.48	0.80	減少
MyD	57 女性	1.5	6.66	2.12	不変
PD	66 男性	2.5	25.90	0.06	減少
PD	73 男性	1.0	0.20	1.00	不変
WH	37 女性	1.0	18.02	40.30	不変

バルーン法後，食道入口部の拡大，咽頭通過時間の短縮がみられる． NE：not examined

表2 バルーン法前後の臨床所見の変化（野﨑・他，文献2）

病型	年齢	嚥下状態（摂食時間のみこみやすさ）	咽頭残留	継続状況
ALS	84 男性	不変	不変	中止
BMD	62 男性	改善	減少	継続
CIDP	61 男性	不変	不変	中止
DMD	24 男性	不変	不変	中止
DMD	29 男性	不変	不変	中止
DMD	30 男性	改善	減少	継続
FCMD	13 男性	不変	不変	継続
FCMD	19 女性	改善	減少	継続
FCMD	24 女性	改善	減少	継続
MyD	40 男性	改善	不変	継続
MyD	57 女性	不変	不変	中止
PD	66 男性	改善	減少	継続
PD	73 男性	不変	不変	中止
WH	37 女性	不変	不変	中止

バルーン法後のみ込みやすくなり，咽頭残留減少がみられ，バルーン法を継続できている症例も少なくない．

参考文献

1) 北條京子・他：輪状咽頭部嚥下障害に対するバルーンカテーテル訓練法―4種類のバルーン法と臨床成績―．日摂食嚥下リハ会誌，1：45-56, 1997．

2) 野﨑園子・他：筋ジストロフィーの食道入口開大不全に対するバルーン拡張法の試み．医療，59：556-560, 2005．

■執筆者　野﨑　園子

18 摂食嚥下を助ける装具・自助具

- 姿勢や摂食動作が整わなければ，安全で安楽な嚥下はできない．
- ここでは，神経内科疾患の摂食嚥下障害に特徴的なものを述べる．
- 他にも多くの装具や自助具があるが，他書や介護用品のカタログなどを参照されたい．

摂食嚥下における環境整備上の問題点

- 座位姿勢の不安定．
- 頸部の不安定．
- 摂食動作の困難．

②視野の確保が難しい（特にPSPのような眼球運動障害のある）場合は斜めの角度の

1. 座位姿勢の不安定

- リラックスして座位姿勢を保つための環境整備が必要である．
- テーブル：
  ①高すぎると肩が過度に挙上しリラックスできない．

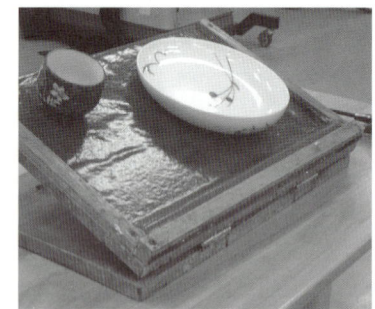

図1　下方視が困難な場合の斜台（馬淵，文献1より許諾を得て転載）

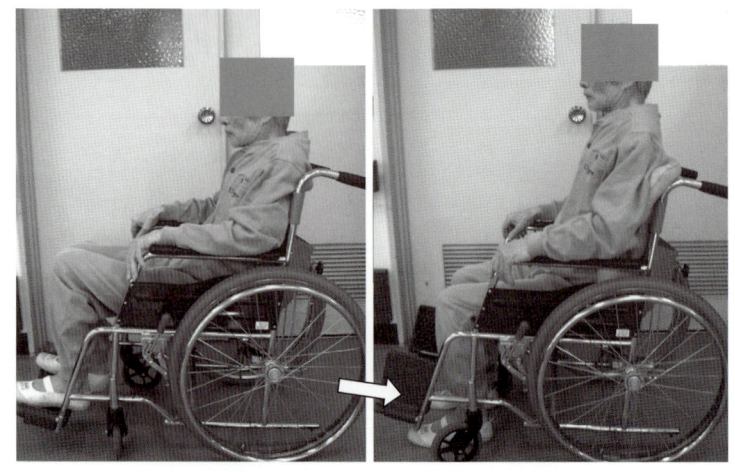

図2　フットレストの調整（馬淵，文献1より許諾を得て転載）
フットレストによる姿勢の安定により座位時間5分→30分へ延長．

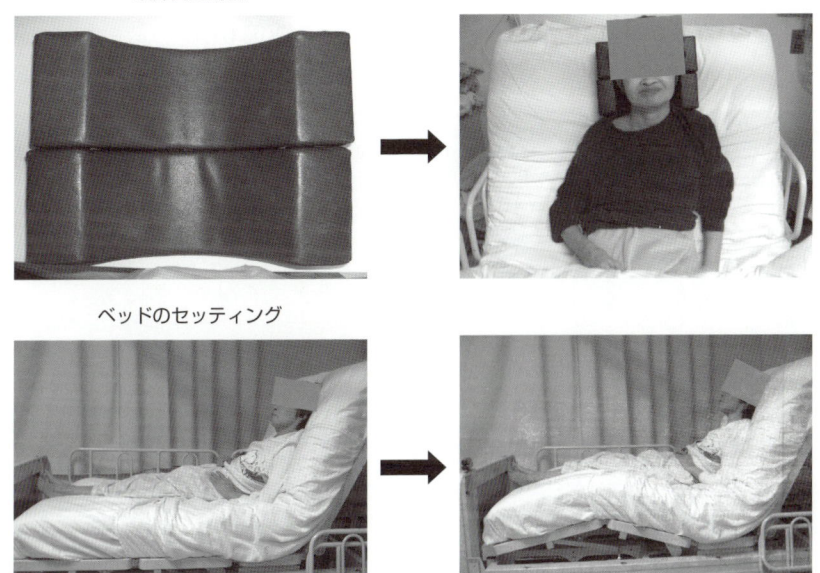

図3　頭頸部の調整とベッドのセッティング（馬淵，文献1より許諾を得て転載）

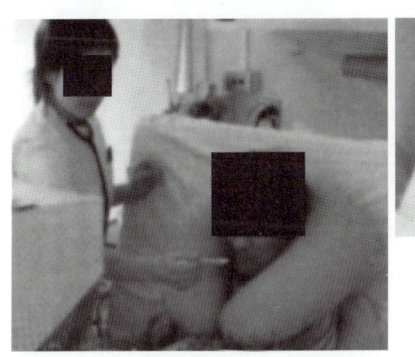

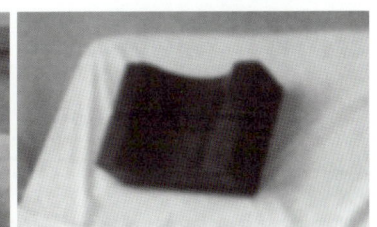

図4　ネックサポート（馬淵，文献1より許諾を得て転載）

ついた食台（図1）が有効である．
　③低すぎると円背となるため，高さ調整のできるテーブルの利用やテーブルの上に箱などを置いて，高さを調整する工夫をする．
- 座面の高さと安定性：足底が接地し，膝の角度が90°となるのがよい．
- 背もたれの高さ：高いほうが安定する．
- フットレストの高さ（図2）：膝が90°となり，足底がフットレストに接地するようにする．
- ベッド上の場合：下肢の部分を挙げてずり落ちないようにする，頭頸部の保持をする（図3）．

2. 頸部の不安定

- 軽度屈曲位：頭部固定用枕（市販のピロー，ネックサポート〔図4〕）
- 斜め徴候：肘置き・楔状クッション（図5）

3. 摂食動作の困難

上肢のサポート

- 肘のクッション
- オーバーヘッド・サスペンション・ストリング（特にALSの上肢機能サポートに有用）：口

に運ぶたびに前傾姿勢をとっている患者が，装具により姿勢を変えずに口に運ぶことができるようになる．疲労の軽減と自食できる満足感が得られる（**図6**）．

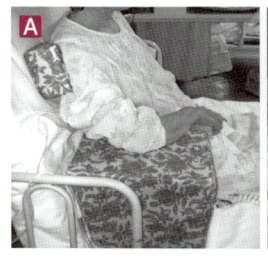

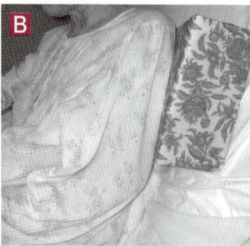

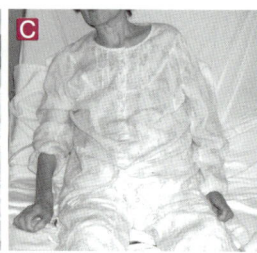

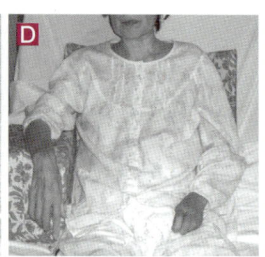

図5　姿勢の調整
肘置きクッション・楔状クッションを使用し，姿勢の修正（A，B）と姿勢修正後の確認（C，D）．

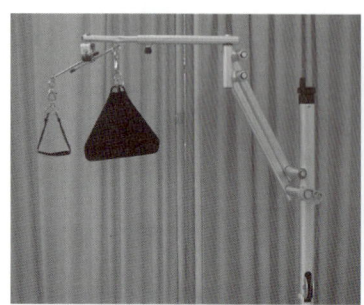

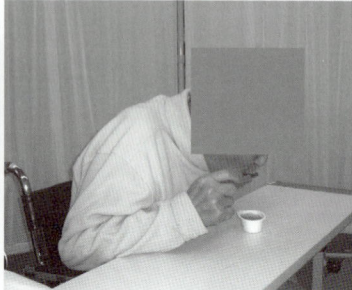

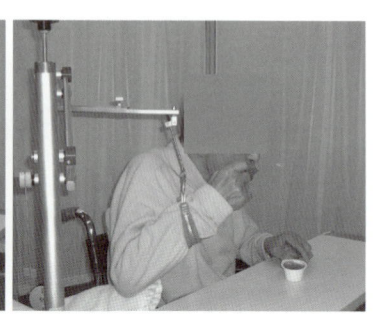

図6　上肢装具：オーバヘッド・サスペンション・ストリング（馬淵，文献1より許諾を得て転載）

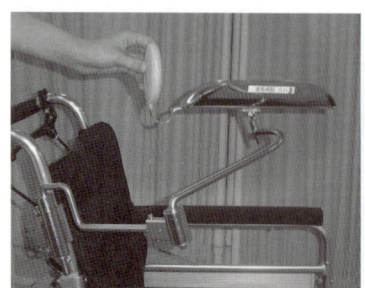

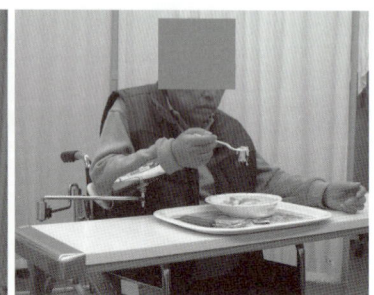

図7　BFO（馬淵，文献1より許諾を得て転載）

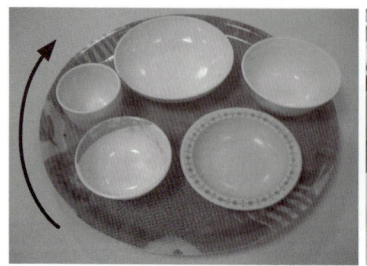

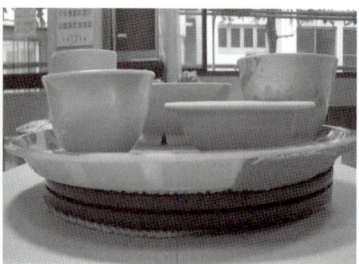

図8　食卓の工夫（馬淵，文献1より許諾を得て転載）
機能低下を考慮した食事介入．
上肢機能の低下に対してターンテーブルを提案．

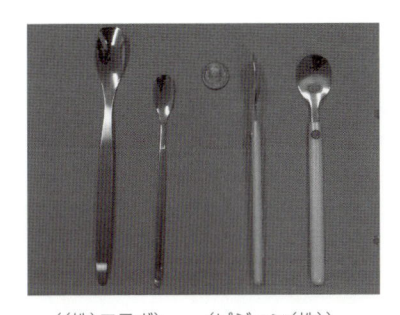

18. 摂食嚥下を助ける装具・自助具

（（株）コラボ）　（ピジョン（株））
図9　フィーディングスプーン（左）と味わうスプーン（右）（介援隊カタログより）

● BFO（balanced forearm orthosis）：遠位筋の筋力低下をサポート（図7）．
● 奥にある食器まで上肢が届かないために工夫されたターンテーブル（図8）：手前を持って回すと，食べたい食事が手前に来る．

食具

● 個別の機能に合わせた工夫が必要．
● スプーン：
　・先端の形状や大きさは，平たく小さめがよい（図9）．
　・重量・グリップの形状や変形が可能なものなど（図10）．
　・機能に合わせて工夫できるもの（作業療法士と連携）．
● コップ：
　・顎を挙げずに最後まで飲みきることのできるよう鼻に当たるところがカットされた（誤嚥が予防できる）Uカップ（図11）．
　・底がすり鉢状になっている湯のみ（図12）
　・持ち手に工夫のあるコップ・椀（図13）
　・底面に安定感があるコップ（図13）など．
● 食器：さまざまな介護用品がある．

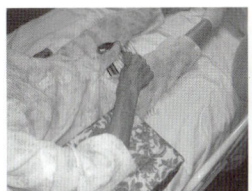

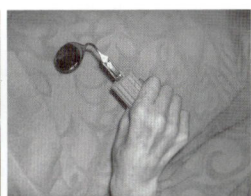

右肘の安定保持・スプーンの持たせ方
補助具の工夫（右肘を安定させる位置，スプーンの角度，スプーンの持たせ方）

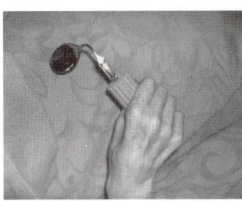

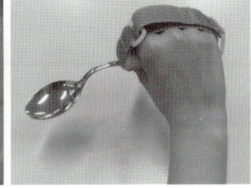

手の機能に合わせたスプーン把持自助具

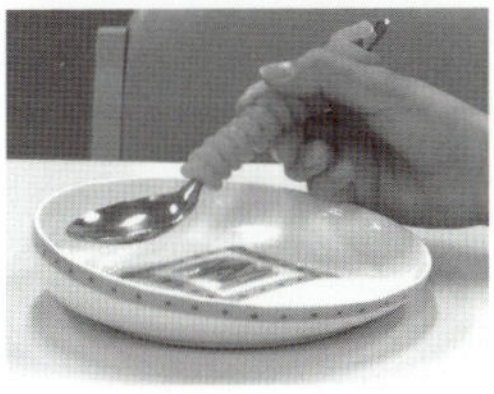

すくいやすくした皿の縁とグリップを工夫したスプーン

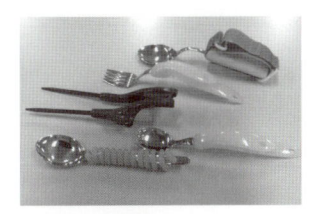

さまざまな食具

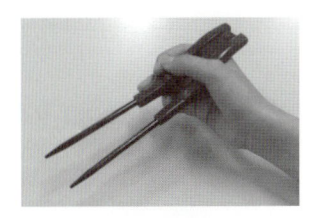

グリップを工夫した箸

図10　摂食動作への介入

嚥下調整食

　詳細は日本摂食嚥下リハビリテーション学会HP参照．

● 嚥下訓練ゼリー
● 嚥下調整食1　ゼリー食

119

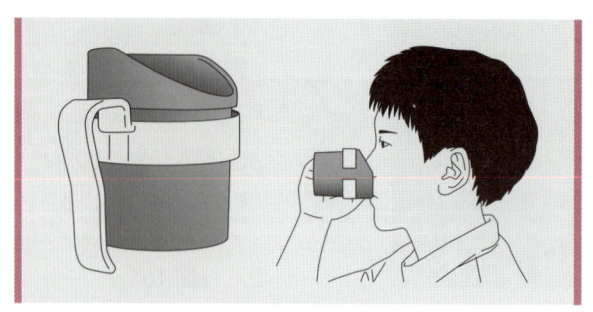

図11 Uカップ
顎を上げずに最後まで飲みきることができる.

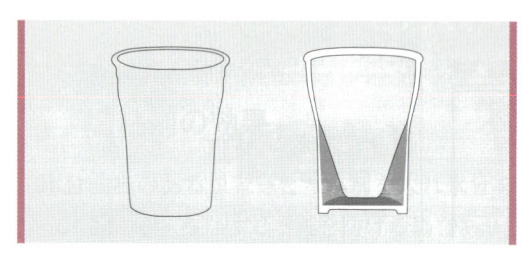

図12 底がすり鉢状になった湯のみ
最後まで顎を上げずに飲みきることができる.

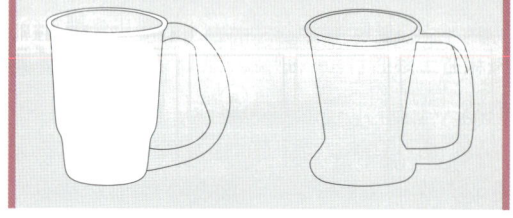

図13 持ち手に配慮したコップ（左）と底面に安定感のあるコップ（右）

- 嚥下調整食2　なめらか食/ミキサー食
- 嚥下調整食3　ソフト食
- 嚥下調整食4　軟菜食

調理の負担軽減の提案

介助者の精神的・身体的負担の軽減
- 市販の介護食
- 宅配食
- 家族の食事をひと手間（ミキサー・すりおろし・とろみなど）など
- その他：とろみ剤，ゼリーなど多様なものが市販されている．調理機器も，ハンドミキサーなど食卓で少量を加工できる調理器具がある．

参考文献

1) 馬渕　勝：13. 食を支える姿勢や用具［湯浅龍彦，野﨑園子（編）：神経筋疾患　摂食嚥下障害とのおつきあい］．全日本病院出版会，p77-84，2007．
2) 森　明子：姿勢が第一［松田　暉 監修・野﨑園子 編集：摂食嚥下ケアがわかる本　食の楽しみをささえるために］．pp61-65，エピック，2013．
3) 杉下周平：25. 介護者を支える［松田　暉 監修・野﨑園子 編集：摂食嚥下ケアがわかる本　食の楽しみをささえるために］．pp147-155，エピック，2013．

■執筆者　野﨑　園子

付録

神経内科疾患の摂食嚥下障害のまとめ

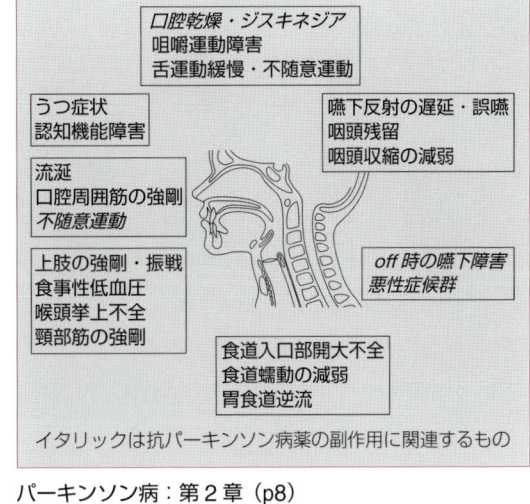

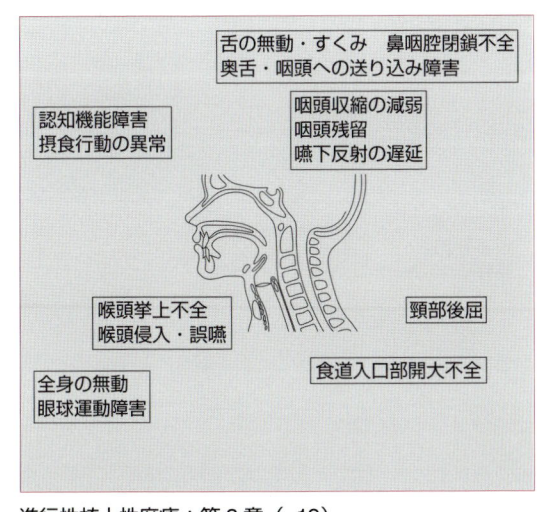

パーキンソン病：第2章（p8）

- *口腔乾燥・ジスキネジア*
- 咀嚼運動障害
- 舌運動緩慢・不随意運動
- うつ症状
- 認知機能障害
- 流涎
- 口腔周囲筋の強剛
- 不随意運動
- 上肢の強剛・振戦
- 食事性低血圧
- 喉頭挙上不全
- 頸部筋の強剛
- 嚥下反射の遅延・誤嚥
- 咽頭残留
- 咽頭収縮の減弱
- *off時の嚥下障害*
- *悪性症候群*
- 食道入口部開大不全
- 食道蠕動の減弱
- 胃食道逆流

イタリックは抗パーキンソン病薬の副作用に関連するもの

進行性核上性麻痺：第3章（p19）

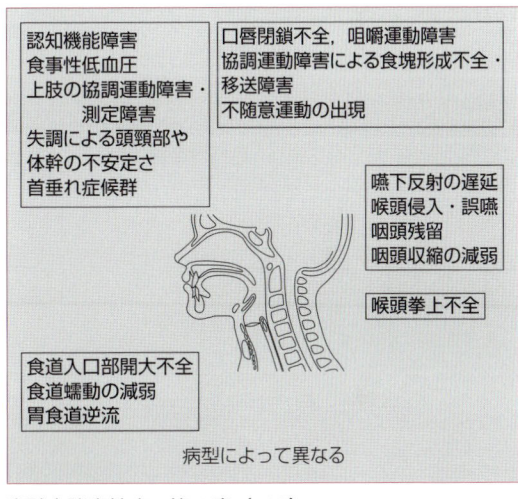

- 舌の無動・すくみ
- 鼻咽腔閉鎖不全
- 奥舌・咽頭への送り込み障害
- 認知機能障害
- 摂食行動の異常
- 咽頭収縮の減弱
- 咽頭残留
- 嚥下反射の遅延
- 喉頭挙上不全
- 喉頭侵入・誤嚥
- 頸部後屈
- 全身の無動
- 眼球運動障害
- 食道入口部開大不全

脊髄小脳変性症：第4章（p28）

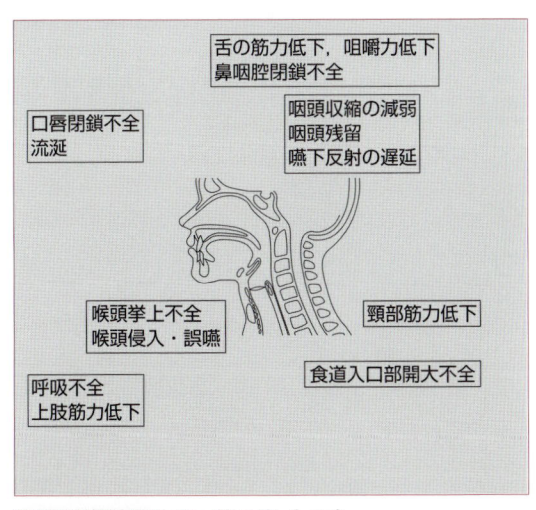

- 認知機能障害
- 食事性低血圧
- 上肢の協調運動障害・測定障害
- 失調による頭頸部や体幹の不安定さ
- 首垂れ症候群
- 口唇閉鎖不全，咀嚼運動障害
- 協調運動障害による食塊形成不全・移送障害
- 不随意運動の出現
- 嚥下反射の遅延
- 喉頭侵入・誤嚥
- 咽頭残留
- 咽頭収縮の減弱
- 喉頭挙上不全
- 食道入口部開大不全
- 食道蠕動の減弱
- 胃食道逆流

病型によって異なる

筋萎縮性側索硬化症：第5章（p37）

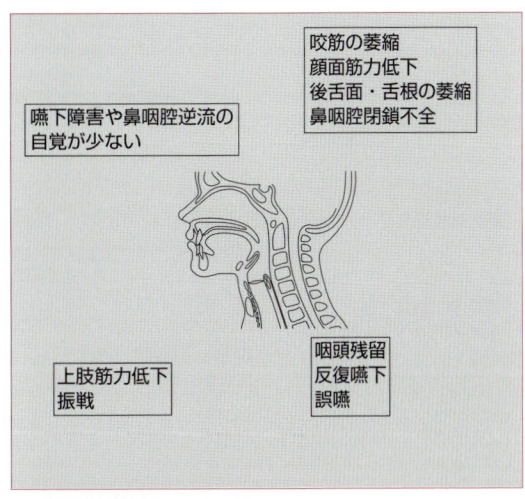

- 舌の筋力低下，咀嚼力低下
- 鼻咽腔閉鎖不全
- 咽頭収縮の減弱
- 咽頭残留
- 嚥下反射の遅延
- 口唇閉鎖不全
- 流涎
- 喉頭挙上不全
- 喉頭侵入・誤嚥
- 頸部筋力低下
- 食道入口部開大不全
- 呼吸不全
- 上肢筋力低下

球脊髄性筋萎縮症：第6章（p48）

- 咬筋の萎縮
- 顔面筋力低下
- 後舌面・舌根の萎縮
- 鼻咽腔閉鎖不全
- 嚥下障害や鼻咽腔逆流の自覚が少ない
- 咽頭残留
- 反復嚥下
- 誤嚥
- 上肢筋力低下
- 振戦

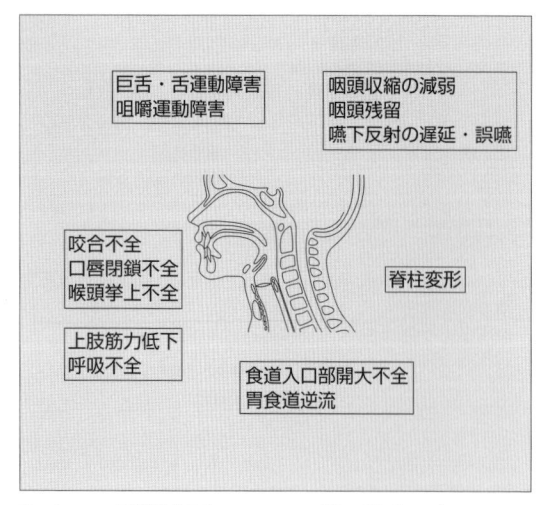

Duchenne型筋ジストロフィー：第7章（p50）

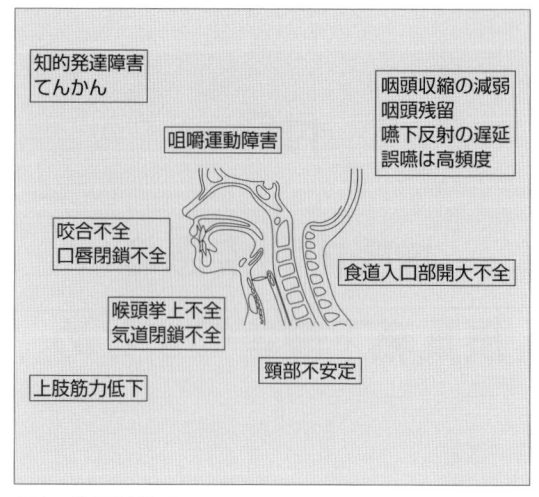

- 巨舌・舌運動障害
- 咀嚼運動障害
- 咬合不全
- 口唇閉鎖不全
- 喉頭挙上不全
- 上肢筋力低下
- 呼吸不全
- 脊柱変形
- 咽頭収縮の減弱
- 咽頭残留
- 嚥下反射の遅延・誤嚥
- 食道入口部開大不全
- 胃食道逆流

福山型先天性筋ジストロフィー：第7章（p53）

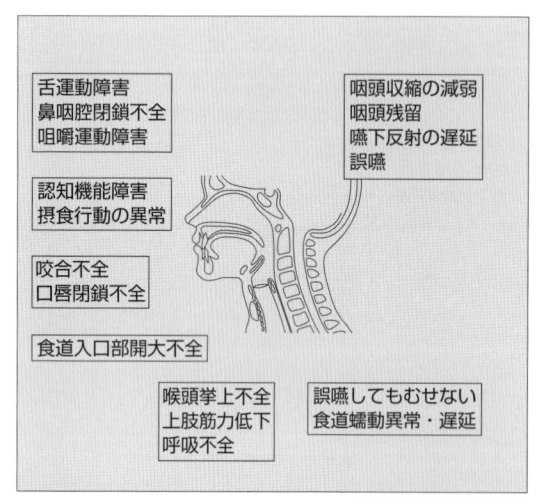

- 知的発達障害
- てんかん
- 咀嚼運動障害
- 咬合不全
- 口唇閉鎖不全
- 喉頭挙上不全
- 気道閉鎖不全
- 上肢筋力低下
- 咽頭収縮の減弱
- 咽頭残留
- 嚥下反射の遅延
- 誤嚥は高頻度
- 食道入口部開大不全
- 頸部不安定

筋強直性ジストロフィー：第7章（p55）

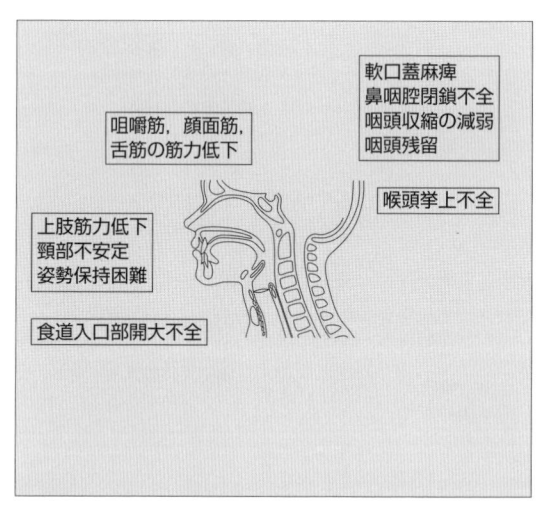

- 舌運動障害
- 鼻咽腔閉鎖不全
- 咀嚼運動障害
- 認知機能障害
- 摂食行動の異常
- 咬合不全
- 口唇閉鎖不全
- 食道入口部開大不全
- 喉頭挙上不全
- 上肢筋力低下
- 呼吸不全
- 咽頭収縮の減弱
- 咽頭残留
- 嚥下反射の遅延
- 誤嚥
- 誤嚥してもむせない
- 食道蠕動異常・遅延

皮膚筋炎：第8章（p57）

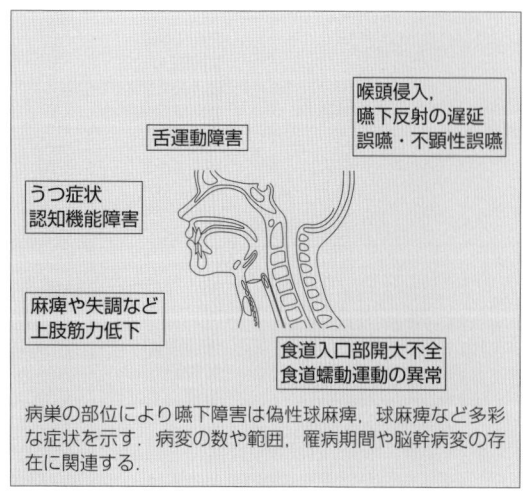

- 咀嚼筋，顔面筋，舌筋の筋力低下
- 上肢筋力低下
- 頸部不安定
- 姿勢保持困難
- 食道入口部開大不全
- 軟口蓋麻痺
- 鼻咽腔閉鎖不全
- 咽頭収縮の減弱
- 咽頭残留
- 喉頭挙上不全

多発性硬化症：第9章（p62）

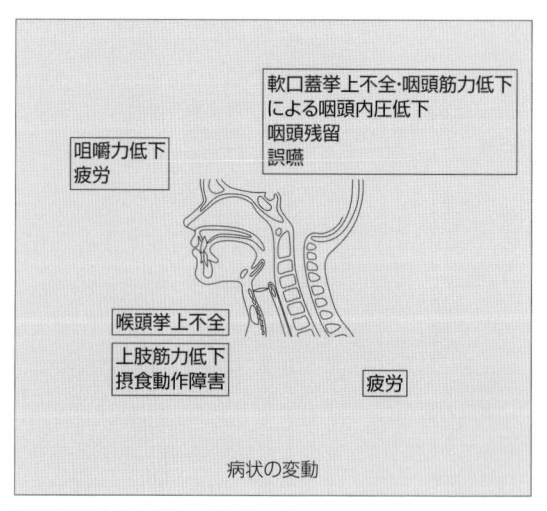

- 舌運動障害
- うつ症状
- 認知機能障害
- 麻痺や失調など
- 上肢筋力低下
- 喉頭侵入，嚥下反射の遅延
- 誤嚥・不顕性誤嚥
- 食道入口部開大不全
- 食道蠕動運動の異常

病巣の部位により嚥下障害は偽性球麻痺，球麻痺など多彩な症状を示す．病変の数や範囲，罹病期間や脳幹病変の存在に関連する．

重症筋無力症：第10章（p67）

- 咀嚼力低下
- 疲労
- 喉頭挙上不全
- 上肢筋力低下
- 摂食動作障害
- 軟口蓋挙上不全・咽頭筋力低下による咽頭内圧低下
- 咽頭残留
- 誤嚥
- 疲労

病状の変動

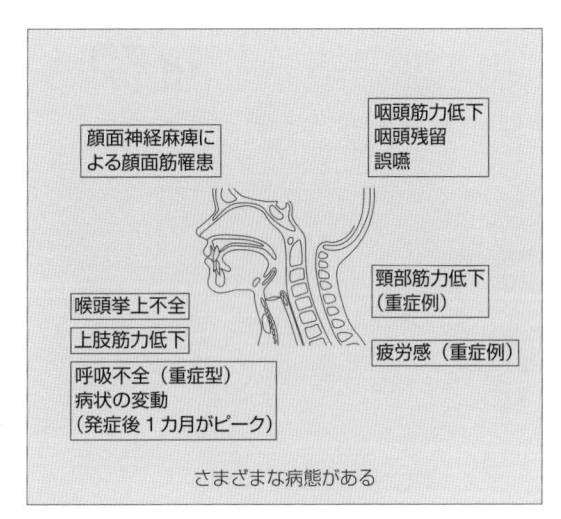

ギラン・バレー症候群：第11章（p71）

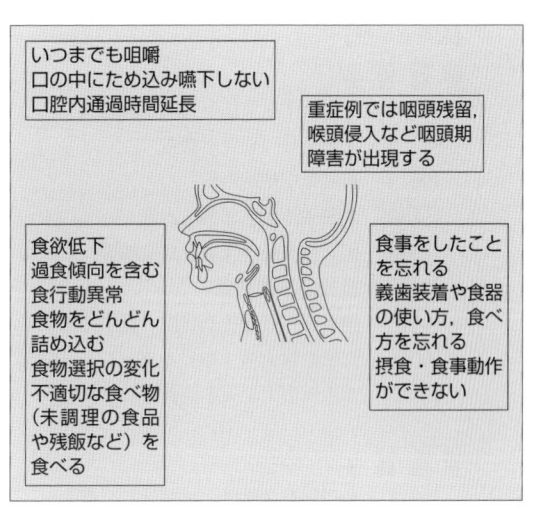

- 顔面神経麻痺による顔面筋罹患
- 咽頭筋力低下／咽頭残留／誤嚥
- 喉頭挙上不全
- 上肢筋力低下
- 頸部筋力低下（重症例）
- 疲労感（重症例）
- 呼吸不全（重症型）／病状の変動（発症後1カ月がピーク）

さまざまな病態がある

アルツハイマー病：第12章（p76）

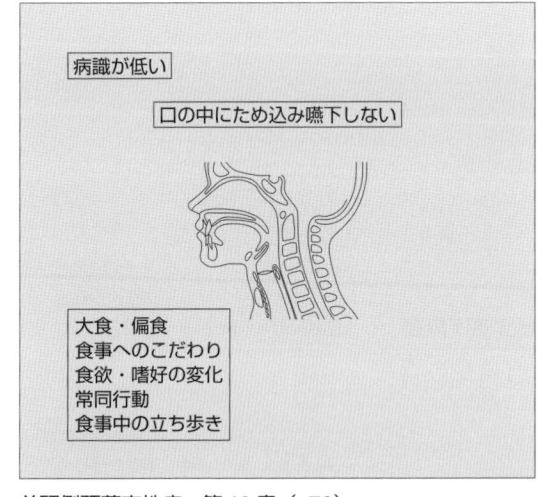

- いつまでも咀嚼／口の中にため込み嚥下しない／口腔内通過時間延長
- 重症例では咽頭残留，喉頭侵入など咽頭期障害が出現する
- 食欲低下／過食傾向を含む食行動異常／食物をどんどん詰め込む／食物選択の変化／不適切な食べ物（未調理の食品や残飯など）を食べる
- 食事をしたことを忘れる／義歯装着や食器の使い方，食べ方を忘れる／摂食・食事動作ができない

前頭側頭葉変性症：第12章（p78）

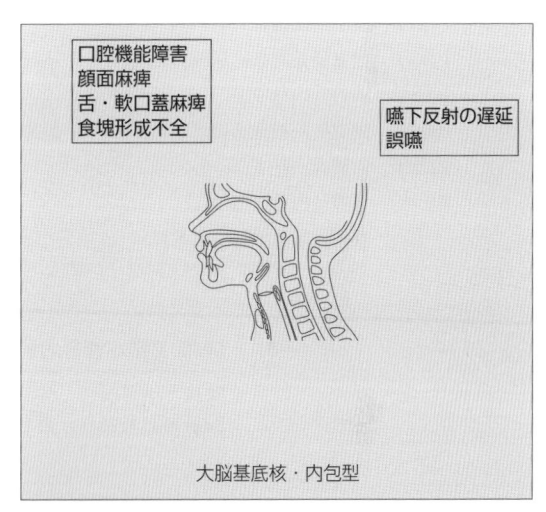

- 病識が低い
- 口の中にため込み嚥下しない
- 大食・偏食／食事へのこだわり／食欲・嗜好の変化／常同行動／食事中の立ち歩き

脳血管障害（偽性球麻痺）：第13章（p82）

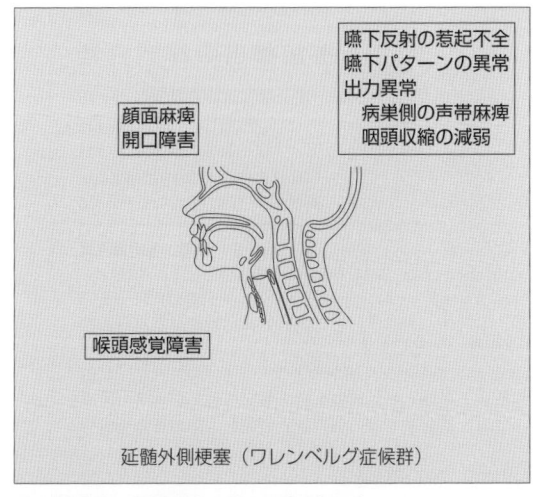

- 口腔機能障害／顔面麻痺／舌・軟口蓋麻痺／食塊形成不全
- 嚥下反射の遅延／誤嚥

大脳基底核・内包型

脳血管障害（球麻痺）：第13章（p83）

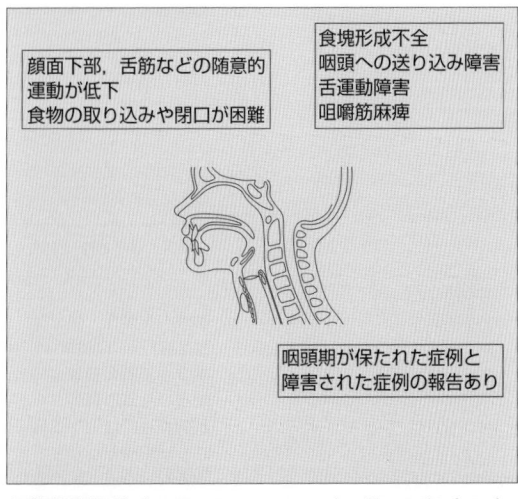

- 顔面麻痺／開口障害
- 嚥下反射の惹起不全／嚥下パターンの異常／出力異常／病巣側の声帯麻痺／咽頭収縮の減弱
- 喉頭感覚障害

延髄外側梗塞（ワレンベルグ症候群）

弁蓋部症候群（Opercular syndrome）：第13章（p85）

- 顔面下部，舌筋などの随意的運動が低下／食物の取り込みや閉口が困難
- 食塊形成不全／咽頭への送り込み障害／舌運動障害／咀嚼筋麻痺
- 咽頭期が保たれた症例と障害された症例の報告あり

【編著者略歴】
野﨑園子（のざき そのこ）

1980年	大阪大学医学部卒業
同 年	天理よろづ相談所病院
1982年	市立豊中病院内科
1983年	大阪大学医学部第二内科
1989年	国立療養所（現国立病院機構）刀根山病院神経内科
1992年	同神経内科 医長
2004年	国立病院機構徳島病院 臨床研究部長
2008年	兵庫医療大学リハビリテーション学部 教授
2011年	兵庫医療大学大学院医療科学研究科 教授 兼任

市原典子（いちはら のりこ）

1991年	香川医科大学医学部医学科卒業
1991年	香川医科大学第三内科
1992年	回生病院内科
1993年	国立療養所高松病院神経内科
1998年	同神経内科 医長
2004年	国立病院機構高松東病院神経内科 医長
2008年	同神経内科 医長
2014年	同神経内科 診療部長
	香川大学医学部臨床教授

DVDで学ぶ神経内科の摂食嚥下障害　　ISBN978-4-263-21227-1

2014年8月25日　第1版第1刷発行
2014年11月20日　第1版第2刷発行

編著者　野﨑園子
　　　　市原典子
発行者　大畑秀穂
発行所　医歯薬出版株式会社

〒113-8612　東京都文京区本駒込1-7-10
TEL.（03）5395-7628（編集）・7616（販売）
FAX.（03）5395-7609（編集）・8563（販売）
http://www.ishiyaku.co.jp/
郵便振替番号 00190-5-13816

乱丁，落丁の際はお取り替えいたします　　印刷・木元省美堂／製本・愛千製本所
© Ishiyaku Publishers, Inc., 2014. Printed in Japan

本書の複製権・翻訳権・翻案権・上映権・譲渡権・貸与権・公衆送信権（送信可能化権を含む）・口述権は，医歯薬出版(株)が保有します．
本書を無断で複製する行為（コピー，スキャン，デジタルデータ化など）は，「私的使用のための複製」などの著作権法上の限られた例外を除き禁じられています．また私的使用に該当する場合であっても，請負業者等の第三者に依頼し上記の行為を行うことは違法となります．

JCOPY <（社）出版者著作権管理機構 委託出版物>
本書を複写される場合は，そのつど事前に(社)出版者著作権管理機構（電話 03-3513-6969，FAX 03-3513-6979，e-mail：info@jcopy.or.jp）の許諾を得てください．